Haftungsausschluss:

Die im Buch veröffentlichten Ratschläge und Übungen wurden von der Verfasserin und dem Verlag mit größter Sorgfalt erarbeitet und geprüft. Eine Garantie und Haftung kann jedoch nicht übernommen werden. Die Durchführung der im Buch enthaltenen Übungen erfolgt in Selbstverantwortung.

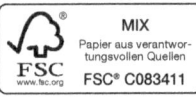

1. Auflage 2020

Umschlaggestaltung: Bunda S. Watermeier, www.watermeier.net

Illustration Cover & Innenteil: AdobeStock_292060716

Copyright© 2019, Innenwelt Verlag GmbH, Köln

Alle Rechte vorbehalten

Nachdruck und fotomechanische Wiedergabe, auch auszugsweise,

nur mit Genehmigung des Verlags

www.innenwelt-verlag.de

CPI books, Leck

Printed in Germany

ISBN 978-3-947508-45-7

KATRIN JONAS

DIE BEWEGTE FRAU

Vom
Bewegen
sollen
zum
Bewegen
wollen

Für Bewegungsmuffellinnen,

Ich-würde-gern-Bewegerinnen,

Superaktivfrauen und Extremsportlerinnen

Inhalt

Warming up: Bewegung ist mehr als Schwitzen, Selbstüberwindung und Sport

Die Sollte-Müsste-Falle

Viele Ratschläge in Sachen Bewegung sind gespickt mit den Push-Wörtern SOLLTE und MÜSSTE. Sätze wie „Man sollte sich regelmäßig bewegen …", „Der Körper muss täglich …" oder „Du müsstest endlich mal … , sonst … " kennen wir alle.

Und diese SOLLTE- und MÜSSTE-Botschaften haben die Angewohnheit, sich tief in die Furchen des Unterbewusstseins einzugraben und von dort aus zu mahnen: Ausdauer sollten wir entwickeln, Kardiofitness betreiben, die Muskeln trimmen, täglich zehntausend Schritte gehen, uns zu Regelmäßigkeit verpflichten und den inneren Schweinehund besiegen. Egal um welche körperlichen Vorgänge es geht, Bewegung soll die Quelle dafür sein, dass unser Körper fit, jung, schlank und dynamisch bleibt.

„Wenn du nicht …, dann …"

Doch! Wenn wir uns nicht genug bewegen, kriegen wir Cellulite, Schwabbelbäuche und fette Hintern. Wir erkranken an Diabetes, Hormonstörungen und Herzproblemen, altern früher und werden von degenerativen Symptomen und Schmerzen am Bewegungsapparat befallen. Außerdem reduzieren sich, wie man uns neuerdings sagt, unsere grauen Zellen, weil das glymphatische System, das den Hirnmüll entsorgt, nicht genug angeschoben wird. Wenn man uns dann noch unterjubelt, dass ein Bewegungsdefizit das Wachsen von Krebszellen unterstützt, verursacht das in unseren Köpfen erst einmal drei Dinge: einen enormen Handlungsdruck, Schuldgefühle und Angst.

Es ist also kein Wunder, dass viele Frauen einiges dafür geben würden, wenn sie das Bewegungsthema positiv für sich lösen könnten. Und genau das dröseln wir hier auf.

Der Bewegungs-Sechser

Weil ich hier mit einem frischen Blick auf das Bewegungsthema schauen möchte, schlage ich vor, es sofort aus den eingefahrenen Bahnen herauszuwerfen. Dazu stelle ich Ihnen sechs Kernvorschläge vor. Vielleicht können Sie beim Lesen bereits fühlen, ob diese eine Wirkung auf Sie haben.

Der Bewegungs-Sechser

1. Verb statt Substantiv

Ersetzen Sie den Begriff „Bewegung" durch das Tätigkeitswort „bewegen".

2. WIE statt WAS

Lenken Sie Ihre Aufmerksamkeit auf das WIE, die Qualität Ihres Bewegens.

3. Bewegen statt Leistenmüssen

Koppeln Sie Ihre Bewegungsweise von Sport-, Wettkampf- und Leistungsgedanken ab.

4. FÜR statt GEGEN

Schaufeln Sie sich von den Gedanken der Selbstdisziplinierung und des Bewegens „gegen den Körper" frei.

5. Individuell statt pauschal

Finden Sie erfüllende Bewegungsmöglichkeiten,
die Ihr Körper liebt.

6. Natürlich statt gesteuert

Erleben Sie Bewegtsein als natürlichen Ausdruck
eines beweglichen Lebens.

Bewegungsextreme

Mit dem Bewegungs-Sechser steigen wir ein. Und dann
schauen wir uns an, warum so viele Frauen in die Bewe-
gungsextreme gehen, warum sie ihren Körper wie getrieben
abrackern und stählen, während andere Frauen erstarren,
sich vom Bewegen abwenden und phlegmatisch werden. In
Bezug auf die „Beweggründe" begegnen wir den vier
Frauen-Bewegungstypinnen und sehen, welche Impulse den
Ich-würde-gern-Bewegerinnen, den *Bewegungsmuffelinnen,* den
Superaktivfrauen und den *Extremsportlerinnen* gut bekämen.

Federleicht

Mit den praktischen Federleicht-Sequenzen lade ich Sie ein,
Ihren Körper aus einer inneren Perspektive heraus zu erkunden und ihn auch einmal in Bezug auf neue, ungewöhnliche
und vor allem leichtigkeitserprobte Bewegungen kennenzu-
lernen. Und dabei kommen auch wieder stillere, somatisch
kluge und meditativere Sequenzen zur Selbsterfahrung ins

Spiel. Diese führen zu einem natürlichen Balanceverhältnis zwischen Bewegung und Ruhe und erleichtern es, zwischen diesen beiden Polen hin und her zu gleiten. Denn: Wer die Stille kennt, verlangt automatisch nach Bewegung. Wer ausschließlich das Bewegtsein kennt, verpasst das Wunder der Stille.

„Die bewegte Frau"

Bei allem geht es um Sie, ja, um Sie und Ihren Körper mit seiner ganz persönlichen Geschichte! Im Einverständnis mit Ihren echten Bedürfnissen dürfen Sie das Spektrum Ihres Bewegens von Neuem aufrollen. Sie knüpfen an Ihr natürliches Gespür für Bewegung an und erfahren im Spielraum zwischen Ruhen und Bewegen, was wirkliche Balance bedeutet. Und dann wird ein Schuh draus; denn diese ist es dann auch, die ihre Gesundheit nährt.

Unabhängig davon, ob Sie sich momentan selbstvergessen auspowern, mit zusammengebissenen Zähnen Kilometer schrubben, sich von Bewegung längst verabschiedet haben oder immer wieder an der Ich-will-aber-ich-kann-nicht-Schwelle scheitern: Kommen Sie mit! Lassen Sie alles Sollte und Müsste hinter sich! Entdecken Sie, was alles möglich ist.

1|

Natürlich bewegen – was sonst?

Natürlich natürlich

Das Gebiet des Bewegens ist besonders bei uns Frauen so sehr mit Glaubenssätzen und Idealen überfrachtet, dass ich hier auf gar keinen Fall mit einem weiteren Ich-habe-die-ultimative-Lösung-Angebot anrücken werde. Im Gegenteil. Ich möchte das Thema lieber öffnen, mit Fragezeichen versehen und darauf schauen, wie es für Ihren individuellen Organismus am besten wäre. Ja: Wie wäre das Bewegen Ihres Körpers als eine der Grundfunktionen menschlichen Lebens natürlich?

Vielleicht kommt Ihnen das bekannt vor, denn ich stelle diese Frage nicht zum ersten Mal. Wer meine anderen Bücher kennt, weiß, dass ich sie immer dann stelle, wenn es um körperliche Herausforderungen, die persönliche Konstitution, Symptome oder ums Hinterfragen von Erkrankung geht.

Denn: Aus meiner Erfahrung heraus ist die Frage nach dem Natürlichsein die einzige, die uns zu Antworten führt, welche uns als individuelle Menschen anerkennen und unterstützen. Gleichzeitig hilft sie uns zu bemerken, wann wir es mit körperfremden und von außen aufgesetzten Pauschaltheorien zu tun haben, die für die breite Masse entworfen wurden und das Bewegen des Körpers zu einem standardisierten Relikt machen. Orientieren wir uns bei allem, was folgt, an einer einzigen Sache: an seiner Natürlichkeit.

Die drei Natürlichkeitsfragen

Wenn wir uns aus dem Wust an Bewegungstheorien und Fitnessdiktaten, die aus den Reihen der Körperoptimierungsindustrie auf uns einprasseln, herauswühlen und unseren eigenen Weg durch das Kapitel Bewegung finden wollen, erleichtern die folgenden drei Fragen den Fokuswechsel zum Natürlichsein:

. Wie hat die Natur das Bewegungssystem des Menschen eingerichtet?

. Was bedeutet es konkret, sich an der Natürlichkeit von Bewegung zu orientieren?

. Was hat es mit einem natürlichen Bewegungsbedürfnis auf sich?

Ursprüngliches Bewegen

Wieder greife ich auf einen einfachen Lösungsansatz zurück, indem ich mich an denjenigen Menschen orientiere, deren Verhältnis zu Bewegung tatsächlich am natürlichsten ist, und das sind kleine Kinder. Oder richtiger: Das sind Kinder so lange, wie sie vom bewertungsorientierten Denken der Erwachsenenwelt unbeeinflusst bleiben. Und dabei werden Sie im Handumdrehen sehen, ob Ihr Verhältnis zu Bewegung ein stimmiges, weil natürliches ist oder aber, ob Sie sich von diesem entfernt haben. Oder ganz, ganz anders! Vielleicht merken Sie auch, dass Sie mehr vom natürlichen Bewegen verstehen als Sie dachten, und mit Ihrer Intuition goldrichtig liegen. Ja, auch so etwas kann passieren. Gehen wir also zum Anfang zurück und filtern während eines Spaziergangs durch die Bewegungsentwicklung des Kindes heraus, welche Faktoren dabei die essenziellen Rollen spielen.

Anpassungszeit

Das Bewegen eines Neugeborenen ist in den ersten Lebenswochen auf das Minimalste reduziert. Solange sein Organismus vorwiegend damit befasst ist, sich an die neue Umgebung im Vergleich zum Leben im Uterus anzupassen, schläft ein Kind über viele Stunden. Es erholt sich von den Strapazen der Geburt und übt sich in der Anpassung an das neue Leben. Ein Bewegen als äußere Ausdrucksform ist vom Gehirn noch nicht installiert, weil das Überleben in der so anders funktionierenden Umgebung Priorität hat.

Doch ein „inneres Bewegen" ist bereits im Gange: Der Übergang zur Atembewegung wurde gemeistert, das Herz schlägt, der Blutkreislauf fließt und die Verdauung funktioniert. Sobald ein Kind die erste Anpassungsphase bewältigt hat und seine inneren Bewegungen, die sein Überleben sichern, in Gang gesetzt sind, beginnt es, sich auch um das äußere Bewegen zu kümmern.

Die Sensorik führt

Dabei lässt es sich von nichts anderem als seiner Sensorik leiten. Das ist so, weil das Kind nichts vom Leben versteht, keine eigenen Erfahrungen hat und sich an nichts anderem orientieren kann. Deshalb ist seine Sensibilität in den ersten Lebensmonaten enorm hoch. Und von dieser lässt es sich auch bewegungsbezogen leiten.

Schließlich kommt im Leben eines jeden Kindes irgendwann ein Moment, in dem es zum ersten Mal für seine bewegungsbezogenen Mühen sensorisch belohnt wird. Das passiert, sobald es seine Finger zum Mund führen kann, an ihnen lutscht und Wohlgefühl dabei empfindet. Später entdeckt es den großen Zeh und immer mehr Körperteile, die es zu benutzen lernt.

Während dieser Entdeckungen wiederholt es diejenigen Bewegungen besonders gern, die sich gut und flüssig anfühlen. Das kann das Drehen des Kopfes, das Wippen des Beckens oder das Kicken eines Beines sein. So entdeckt ein Kind in den ersten Wochen und Monaten immer mehr Körperteile, die ihm befriedigende sensorische Empfindungen vermitteln. Und diese regen es zum Weiterforschen an.

Auf Abenteuertour

Sobald ein Baby die erste Anpassungsphase an seine Umwelt gemeistert hat, seine Sensorik ihm viel Genussvolles verspricht und sein Gehirn immer mehr reift, begibt es sich auf eine immense Abenteuerreise. Es bemerkt, welche Körperteile es bewegen kann und was dies auf sensorischer und motorischer Ebene bewirkt. Dabei erfährt es auch, dass es mit jeder neu entdeckten Bewegung einen größeren Handlungsspielraum erlangt, sich besser ausdrücken und verständlich machen kann.

Besonders begrüßt es diejenigen Momente, in denen es durch das Entdecken neuer Bewegungsfunktionen sein Gesichtsfeld erweitert. Das geschieht beispielsweise, wenn es lernt den Kopf zu heben, sich herumzudrehen und zu rollen. Und so geht es weiter. Irgendwann sitzt und krabbelt es, kann es die Schwerkraft überwinden und fühlt sich von der Vertikale angezogen. Eine bewegungsbezogene Revolution erlebt es, wenn es aufstehen und loslaufen kann. Was für ein Moment! Die Welt liegt ihm zu Füßen.

Drei Triebkräfte

Diese im Kurzdurchlauf beschriebene Entwicklung basiert auf drei natürlichen Triebkräften, die uns Menschen zu eigen sind: dem „evolutionären Code", dem sozialen Lernen und dem sensomotorischen Genuss.

1. Der „evolutionäre Code"

Der grundlegende Antrieb zu Bewegung resultiert daraus, dass wir Menschen ein bestimmtes „Set-up", eine Grundinformation in uns tragen, die ich hier als den „evolutionären Code" bezeichne. Das heißt, dass uns all unsere sensomotorischen Entdeckungen nicht vorgeführt oder beigebracht werden müssen. Das Kind macht diese entsprechend seiner Gehirnreife ganz von selbst, unabhängig davon, auf welchem Fleck der Erde es lebt, wie seine dortigen Bedingungen sind und ob seine Bezugspersonen es dazu animieren. Diese Grundinformation ist in jedem Menschen wach und wird in groben Zügen auch von den meisten Menschen durchlaufen.

2. Soziales Lernen

Die zweite Triebkraft besteht darin, dass das Kind mit zunehmender Reife seine Umgebung und die Menschen darin besser wahrnimmt und mit diesen in Kontakt treten möchte. Es erfährt, dass sich dieser Austausch immer produktiver und lebendiger gestaltet, je mehr Fähigkeiten des Bewegens und des bewegten Selbstausdrucks es entdeckt.

3. Sensomotorischer Genuss

Und die dritte Triebkraft ist, dass sich das Kind in seinem Vorgehen hauptsächlich vom sensomotorischen Genuss leiten lässt. Dadurch, dass es durch Bewegung eine immense innere Befriedigung erfährt, fühlt es sich stimuliert, nach mehr genussvollen Erfahrungen zu suchen. Und das ist einer seiner Hauptantriebe: Ein Kind folgt, so lange es gelassen wird, seinem inneren Erfülltsein.

Genussvolles Bewegen

Einmal abgesehen davon, dass die Interaktionen mit der Außenwelt ein Kind zum Bewegen animiert, sehen Sie deutlich, dass die Bewegungsentwicklung ein Prozess ist, den es zu großen Teilen selbstgeführt vollzieht. Und das, liebe Leserin, traf auch auf Sie zu. Auch Sie handelten vollkommen sicher aus Ihrem Eigenempfinden heraus und richteten sich nach Ihrem Wohlgefühl. Und jetzt staunen Sie vielleicht. Auch Sie orientierten sich an Ihrem Bewegungsgenuss.

Und da schauen wir noch etwas genauer hin. Weil sich ein Kind seiner Vorgehensweise nicht bewusst ist, sondern einfach intuitiv vorgeht und seinem Innenleben folgt, gestaltet sich dieser Prozess recht simpel: Bewegungen und Aktionen, die sich im Inneren produktiv, organisch und deshalb erfüllend anfühlen, verfolgt es weiter. Was es als gegenteilig, unbefriedigend oder unorganisch wahrnimmt, weckt nicht sein Interesse. Und genau diese Variablen sind beim Erlernen neuer Bewegungen seine stärksten Katalysatoren. Diejnigen Bewegungen, durch die es sensomotorische Erfüllung findet, untersucht es besonders genau, benutzt es öfter und feilt es aus. Lösungen findet es dort, wo es Bewegungsfülle, koordinativen Fluss und Genuss vermutet und schließlich erfährt.

Und genau diese Vorgehensweise sollten Sie sich, wenn Sie auf Ihre Beziehung zum Bewegen schauen, einmal auf der Zunge zergehen lassen! Indem wir Menschen Bewegung von klein auf mit sensomotorischer Befriedigung verbinden, liegt es nahe, dass uns dieselben Qualitäten auch weiterhin als innerer Leitfaden beim Bewegen dienen. Sie vermitteln uns, was für uns erfüllend, „richtig" und natürlich ist.

Das Gefühl für Aktivität und Ruhe

Darüber hinaus hat ein Kind einen ausgeprägten Sinn für das Verhältnis zwischen Aktivität und Ruhe. Genauso, wie es sich enthusiastisch und ausgelassen bewegen kann, begibt es sich augenblicklich zur Ruhe, wenn es genug vom Aktivsein hat. Und umgekehrt: Wenn es sich ausgeruht hat, verlangt sein Bewegungsdrang wieder nach seinem Ausdruck und diesem folgt es dann auch.

Diese beiden Vorgänge – Aktivsein und Ruhen – wechseln einander ab und streben fortlaufend nach Balance. Weil das so ist, werden Sie weder ein Kind finden, das permanent in Aktivität verbleibt, noch eins, das in Passivität verharrt. Ein Kind ist mit seinem Körper so eng verbunden, dass es sich von seinen sich ständig wechselnden Bedürfnissen leiten lässt und diese immer wieder aktualisiert ins Gleichgewicht bringt.

So kommen wir zu einer weiteren Wahrheit: Es ist nicht ganz richtig, wenn man den Menschen zum steten und regelmäßigen Bewegen animieren möchte. Zutreffender müsste es heißen, dass der gefühlte Wechsel zwischen Bewegen und Ruhen zu unserer Natur gehört. Und dieser gibt dann auch den Ausschlag dafür, dass wir nicht in den Extremen landen, dass wir uns weder durch Überaktivität erschöpfen noch im Phlegmatismus versacken.

Spontaneität im Moment

In der vergangenen Woche, als ich in London Heathrow auf den Flug nach Shanghai wartete, demonstrierte ein etwa dreijähriger asiatischer Junge genau das lebhaft. Nachdem er seine Mutter auf Trab gehalten hatte, weil ihn der Inhalt eines großen Abfallkübels fesselte, kam er nach einer Weile zu ihr zurück, zog sich die Kapuze seines Hoodies über den Kopf und legte sich neben sie auf die Bank. Auf der Stelle schlief er ein, und zwar so fest, dass die Mutter ihn nach dem Aufruf zum Boarding-Gate tragen musste.

Damit kommt noch eine weitere Eigenschaft ins Spiel: Das alles passiert, weil ein Kind im Moment lebt und sich in sein Bewegen total und passioniert hineinbegibt. Wenn es spielt, sich mit etwas eingehend befasst oder von einer neuen Entdeckung begeistert ist, taucht es voll und ganz in die jeweilige Aktion ein. Genau dieses Verbundensein mit dem Körper im Moment beinhaltet auch, dass es spürt, wann es genug von etwas hat und sein Organismus anderes braucht. Also hält es auf der Stelle an. Ein naturbelassendes Bewegungsverhalten ist spontan. Es entspricht der inneren Situation des Menschen und hat nichts mit äußeren Parametern zu tun. Ein Kind lässt sich intuitiv von seinem

Bewegungs- oder Ruhebedürfnis leiten und erreicht in der Art, wie es das tut, aus Sicht der Natur echte „Perfektion".

Großes und kleines Bewegen

Und noch etwas ist interessant. Wenn sich ein Kind bewegt, muss dieses Bewegen keines sein, das wir Erwachsenen mit unserem auf Resultate geeichten Verstand als „richtig" anerkennen. Für ein Kind zählt neben einem experimentellen, spielerischen Bewegungsverständnis auch das innere Bewegen, mit dem es genauso viel Zeit verbringt wie mit dem äußeren. Genauer betrachtet unterscheidet es nicht einmal zwischen beidem.

Wenn es sich entwickelt und seinen Körper erforscht, testet es viele Bewegungen erst einmal gefühlsbezogen im Kleinen aus. Es probiert, justiert, verfeinert und passt an. Es geht vor wie ein „Körperingenieur", der beständig Feinabstimmungen vornimmt. Das tut ein Kind solange, bis es die sensomotorische Reife für größere Bewegungen hat.

Wenn wir uns das Vorgehen eines Kindes im Detail ansehen, sagt uns das nichts anderes, als dass es sich beim Erfüllen unserer Bewegungsbedürfnisse nicht ausschließlich um große Bewegungsamplituden drehen muss. Im Gegenteil. Das umfassendere Bewegen ist genauso wichtig wie die vielen minimalen, feinen Bewegungen, die von außen nicht einmal sichtbar sein müssen. Große und kleine Bewegungen greifen vollkommen natürlich ineinander über. Sie sind gleichberechtigte Teile eines Ganzen, die ein Kind in Bezug auf sein Körpergefühl niemals voneinander trennt.

Inneres Bewegen

Das Gesagte schließt auch ein, dass ein Kind mit den Bewegungen im Inneren seines Körpers, die durch die Körperfunktionen wie Atmung, Herzschlag oder die Bewegung der Körperflüssigkeiten ausgelöst werden, weiterhin eng verbunden bleibt.

Kinder spielen beispielsweise sehr intensiv mit ihrer Atmung, testen, wie lange sie die Luft anhalten können, experimentieren mit der Funktion des Zwerchfells, indem sie Atemgeräusche oder bestimmte Töne erzeugen. Sie empfinden den Atem als etwas Mystisches, das sie in seinen Möglichkeiten ausloten möchten. Darüber hinaus lauschen sie dem Schlag ihres Herzens. Das tun sie nicht zuletzt deshalb, weil sie sich intuitiv an den Herzschlag der Mutter erinnern, als sie in ihrem Leib mit diesem verbunden waren und er ihnen das Gefühl des Zuhauseseins und der Sicherheit gab.

Das alles bedeutet, dass ein Mensch, der im Kontakt mit seinem Organismus ist, zwischen innerem und äußerem Bewegen nicht unterscheidet, sondern gleichrangig wach für alle bewegungsbezogenen Vorgänge ist. Und mit diesen Eigenschaften waren Sie, liebe Leserinnen, ohne Ausnahme ebenso verbunden. Als Sie Ihre Bewegungswelt eroberten, schätzten Sie neben Ihren äußeren auch Ihre inneren Bewegungen. Warum? Weil das etwas ganz Normales für Sie war.

Federleicht

Steigen wir jetzt einmal in das praktische Erfahren ein und kommen wir zur ersten *Federleicht.Inspiration.*

Diese kleinen Do-it-yourself-Experimente zum Wahrnehmen unterstützen Sie darin, Ihre Beziehung zum Bewegen zu reflektieren, auf diese mit frischem Blick zu schauen und *Federleicht*-Qualitäten in Ihr Bewegungsrepertoire aufzunehmen. Wie der Name bereits sagt, geht es hier weder um ein zielorientiertes Üben noch um eine Bewegungspraxis, die Anstrengung, Ehrgeiz oder Selbstüberwindung erfordert. Vielmehr spielen Sie mit Ihrem Körper und bieten ihm auf freundliche Weise ein wenig neue Kost zum sensorischen Verdauen an. Die *Federleicht*-Formel lautet: Je leichter, desto natürlicher. Je leichtfüßiger, desto besser.

Doch unterschätzen Sie die *Federleicht.Inspirationen* nicht. Selbst wenn Ihnen diese mitunter zu milde oder unbedeutend erscheinen sollten, haben sie es durchaus in sich. Sie hinterfragen Gewohntes und verfeinern Ihre Gefühlswelt.

Hören Sie doch gleich einmal etwas genauer in Ihren Körper hinein.

FEDERLEICHT.INSPIRATION

Meditatives Nach-innen-Horchen

Dem Geräusch des Atems lauschen

Hören Sie bei geschlossenen Augen dem Geräusch Ihres Atems! Erfassen Sie, wie es sich anhört, wenn Sie einatmen und wie es klingt, wenn Sie ausatmen.

Das Pochen des Herzens hören

Schließen Sie die Augen und werden Sie still. Legen Sie die linke Hand auf Ihr Herz und erfassen Sie Ihren Herzschlag. Vielleicht können Sie mitunter sogar den veränderten Schlagrhythmus erspüren, der durch den unterschiedlichen Blutfluss in der Systole und Diastole entsteht.

Den Tiefen der Stille lauschen
Erhören Sie Stille! Schließen Sie Ihre Augen und hören Sie in die Tiefe Ihrer inneren Stille hinein. Spüren Sie, wie Ihr Körper darauf reagiert.

Nutzen Sie generell alle denkbaren Stille-Situationen, in denen Sie sich für ein paar Momente mit Ihrer inneren Stille verbinden.

Technikfreies Bewegen
Kommen wir von der ersten *Federleicht.Inspiration* wieder zum Bewegen eines kleinen Kindes zurück. Indem dieses grundsätzlich freiwillig, spielerisch und genussorientiert ist, existiert in seinem Denken auch nicht die Idee, sich in vordefinierte Bewegungsformen oder Techniken zu zwängen. Wenn es seine Bewegungen unbeeinflusst erhalten könnte, es nichts von den Animationen im Außen, von Fernsehen, Werbung, Fitnesscentern oder Sportvereinen wüsste, käme es kaum auf die Idee, organisierten Sport zu treiben, im Fitnessstudio zu schwitzen, sich an der Ballettstange zu trimmen, sich zum Kinderyoga anzumelden oder bald in einem Stadion mit vorgezeichneten Bahnen seine Runden zu drehen. Das Verebben von spontanen physischen Ausdrucksformen passiert erst dann, wenn sie in vorgeformte Bewegungen gepresst oder durch das Anstacheln des Wettkampfgeistes zu bestimmten Leistungen ermuntert werden.

Ein Blick voraus: Das sind alles Erfindungen der Leistungsgesellschaft, denen erwachsene Menschen einen Wert abgewinnen. Für ein Kind sind sie jedoch komplett uninteressant. Leider sind es gerade solche Erfindungen, die den Menschen von seinem natürlichen Bewegungsbedürfnis weglenken. Aber dazu später mehr.

Ohne Leistungsanspruch

Weil ein Kind Bewegung mit Freiheit in seinem Selbstausdruck assoziiert, sind ihm Leistungsgedanken fremd. Es ist ihm ziemlich egal, wie schnell es rennt, wie hoch es springt oder wie es in seiner Bewegung wirkt. Diese äußeren Koordinaten spielen für ein Kind nur insofern eine Rolle, als es nach größerer sensomotorischer Befriedigung sucht, an deren gefühlter Qualität feilt und die Grenzen seines Körpers ausloten möchte.

Wenn es dadurch effizienter und organischer läuft, ausgelassener springt oder bestimmte Hindernisse überwinden kann, ist das kein Resultat seiner Leistungsobsession, sondern der Ruf des Körpers, das Bewegungsrepertoire zu weiten und sich daran zu erfreuen.

Klar. Ein Kind fühlt sich animiert, wenn es ältere und körperlich versiertere Kinder sieht, die auf Bäume klettern, schwimmen oder Fahrrad fahren können. Doch kein Kind käme natürlicherweise auf die Idee, durch den Garten oder über den Spielplatz zu sprinten und dabei die Zeit zu messen und seine Körperfunktionen zu tracken. Es würde sich auch nicht in Sportkleidung werfen, weil es die Unterscheidung zwischen Bewegung und Sport nicht trifft.

Eine Utopie

Ich weiß, dass es utopisch klingt. Doch wenn man Kinder unbeeinflusst von vorgefertigten Bewegungsformen ließe, würden sie sich auf Dauer wahrscheinlich nie zu diesen Mustern hingezogen fühlen. Wenn Kinder bestimmte Bewegungsformen exzessiv wiederholen, tun sie es nur so lange, bis sie aus der jeweiligen Bewegung oder motorischen Aktion allen Bewegungsgenuss, alles Neue und Verwertbare für sich herausgezogen haben. Während sie in dieser Zeit ohne diese Sache oder Aktion kaum leben können, lassen sie diese an einem bestimmten Tag X genauso strikt hinter sich zurück. Sie gehen zu anderen Bewegungen über, die für sie interessanter geworden sind.

Und dabei orientieren sie sich nach wie vor daran, was sich gut anfühlt. Wenn es in eine Technik oder definierte Bewegungsform organisch mündet, okay. Doch es entspricht nicht ihrer Intention. Sie bleiben immerfort spielerisch und kreativ.

Ganzheitliches Bewegen

Ebenso wenig wie ein Kind je von selbst auf die Idee käme, seine Bewegungen in Leistungsparametern zu analysieren, würde es seinen Körper auch nicht in bestimmte Körperbereiche zerlegen und diese selektiv benutzen. Es würde niemals einzelne Muskelgruppen trainieren, um ein bestimmtes Relief zu kriegen, den Bizeps oder Trizeps zu kräftigen, den Hintern zu straffen, die Oberschenkelmuskeln zu stählen oder ein Sixpack zu modulieren. Weder zerhackt es seinen Körper in Problemzonen, noch kritisiert es weiche Körperbereiche oder betrachtet gestählte muskulöse Teile als sexy oder attraktiv. Viel mehr strebt es nach einem ganzkörperlichen Befriedigtsein. Die Fitnessstudios mit ihren Maschinen zum „Aufbau" bestimmter Muskeln oder Muskelgruppen würden an kleinen Kindern und an Menschen, die mit ihrer Natürlichkeit verbunden geblieben sind, nichts verdienen.

Prozessorientierung

Das alles gipfelt in einer sehr wichtigen Eigenschaft, die das Bewegungsverhalten eines Kindes auszeichnet: Es zieht seine bewegungsbezogene Befriedigung direkt aus dem unmittelbaren Benutzen des Körpers, dem Fühlen des Bewegens an sich, aus dem Tun. Hat sich der Einsatz des Körpers gut angefühlt, ist es zufrieden. Gut. Prima. Schön. Hat das Bewegen hingegen nicht für Befriedigung gesorgt, nimmt das Kind möglicherweise Veränderungen vor und probiert es noch einmal. Doch es orientiert sich immer wieder an den Bewegungen, die ihm koordinative und sensorische Erfüllung bringen. Anstatt sich am späteren Resultat oder der Anerkennung durch andere zu orientieren, ist sein Antrieb zum Bewegen ein prozessbezogener, ein femininer. Das Tun ist ihm genug.

Und genau daran können Sie seine Natürlichkeit ablesen. Je mehr ein Kind mit der Natur seines Körpers verbunden ist, desto weniger interessiert es sich für das Ergebnis und desto geringer ist seine Nachfrage nach Anerkennung dafür. Resultate sind ihm so lange egal, bis es aus diesen emotionale und soziale Vorteile zieht. Genau das geschieht, sobald sein Bewegen von außen bewertet wird.

Natürliches

Ich glaube, dass Sie mittlerweile gut sehen können, wie anders, problemlos und natürlich das Verhältnis zu Bewegung eigentlich in uns Menschen eingerichtet ist.

Fassen wir die sieben Grundqualitäten natürlichen Bewegens einmal zusammen, weil sie wichtig für alles sind, was in diesem Buch folgt.

Die sieben Grundqualitäten natürlichen Bewegens:
. genussorientiert
. selbstgeführt
. spielerisch
. organisch
. spontan
. balanceorientiert
. prozessbezogen

Auf den Punkt gebracht

Mit den sieben natürlichen Bewegungsqualitäten haben wir den Grundstein gelegt.

Und dabei ist Ihnen vielleicht schon aufgefallen, dass es hier um weit mehr geht als um ein „Sich-öfter-bewegen-Sollen", das Finden der richtigen sportlichen Betätigung, das Trainieren des Kreislaufs, das Reduzieren des Körperfetts und das Erhöhen des Energieumsatzes, wie man sagt. Wir kümmern uns hier vielmehr darum, Bewegung als Ihre natürliche Ausdrucksform als Mensch zu sehen. Und das wirft tatsächlich sehr andere Aspekte auf als diejenigen, die üblicherweise im Zusammenhang mit Bewegung, Fitness und Körpertraining diskutiert werden.

Das Wichtigste ist: Sie als Frau mit Ihren echten Bedürfnissen sollen im Mittelpunkt stehen. Genau darum kümmern wir uns hier.

Und dazu gibt es gleich eine *Federleicht.Inspiration*. Lassen Sie sich dafür unbedingt Zeit.

FEDERLEICHT.INSPIRATION

Die sieben natürlichen Bewegungsqualitäten spüren

Schauen Sie die sieben Grundqualitäten natürlichen Bewegens noch einmal an:

genussorientiert
selbstgeführt
spielerisch
organisch
spontan
balanceorientiert
prozessbezogen

Spüren Sie jetzt in jede einzelne Qualität hinein. Schließen Sie die Augen und lassen Sie den „Geist" der jeweiligen Qualität in sich einsickern. Auf diese Weise können Sie spüren, ob Sie zu diesen Qualitäten eine innere Beziehung haben.

2|

Der Verlust von Natürlichkeit und Femininität

Das Warum

Wenn ich mit Klientinnen über die sieben Grundqualitäten natürlichen Bewegens spreche, ragen drei Reaktionen heraus: Viele Frauen atmen auf, weil sie erkennen, dass sie mit ihrem Bewegungsempfinden gar nicht vollkommen verkehrt liegen und das „Richtige" fühlen. Irgendwie wussten sie, dass in Ihrem Verständnis von Bewegung eine wichtige Nuance fehlte. Andere fragen sich, warum sie sich von ihrer Natur und einem körperaffinen Verhältnis zu Bewegung abgewandt haben und sich von körperfremden Zielen leiten ließen. Und nahezu alle Frauen fragen nach dem Warum. Ja, warum passiert es, dass wir uns von unserem natürlichen Bewegungsempfinden überhaupt verabschieden? Warum geben wir es auf? Und warum vergessen wir es?

Weil ich die Frage nach dem Warum für wichtig halte, werfen wir jetzt einen Blick darauf, was mit unserem natürlichen Bewegungsverhalten im Laufe unserer Lebensjahre geschieht. Dadurch können Sie sehen, wovon der Mädchenkörper beim Aufwachsen beeinflusst wird. Und dann verstehen Sie auch besser, warum so viele Frauen sich so schwer damit tun, ein richtiges Bewegungsmaß für sich zu finden.

Jungen und Mädchen

Und da sind wir bereits mitten im Dilemma. Die meisten Menschen verabschieden sich deshalb von ihrer natürlichen Bewegungsweise und ersetzen sie durch eine künstliche, körperfremde oder extreme, weil ihnen die Anpassung an ihr individuelles Umfeld in die Quere kommt. Hier berühren wir einen wunden Punkt in der Menschheitsentwicklung: Die meisten Kinder werden durch die Anpassung an ihre konkreten Lebensumstände bereits sehr früh von unnatürlichen äußeren Einflüssen geprägt und von ihrem Eigenempfinden weggelotst. Denn: Sie sind von den Erwachsenen und dem Konsens mit ihnen komplett abhängig. Sie müssen sich ein Mindestmaß an Liebe sichern und die emotionale Stabilität herstellen, die sie zum Aufwachsen brauchen. Der Verlust ihres natürlichen Bewegungssinns ist der Preis.

Hier schlagen wir gleich einmal die Brücke zu uns Frauen. Denn in diesem Weglotsen von den natürlichen Grundqualitäten spielt die geschlechtsspezifische Differenzierung zwischen Jungen und Mädchen sehr früh eine wesentliche Rolle. Solange wir in einer patriarchalischen, maskulin operierenden Leistungsgesellschaft leben, haben Jungen zumeist größere Freiheiten in ihrer Entwicklung und weitere Bewegungs- und Handlungsspielräume. Das ist so, weil man meint, dass ein experimentierfreudiger, agiler, raufender und sich austobender Junge gute Chancen hat, einmal zu einem großen kräftigen Mann zu werden, der dann später auch „seinen Mann steht".

Mädchen sein

Bei einem Mädchen hingegen, das sich ein freies, unzensiertes Bewegen erlaubt, hebt man eher die Augenbrauen.

Da kommt es selbst im 21. Jahrhundert noch vor, dass sich freizügige, ja „un-verschämte" Ausdrucksformen für ein Mädchen eher nicht gehören oder für unangemessen gehalten werden. Dazu zählt beispielsweise, waghalsige Dinge zu tun, auf Bäume zu klettern, mit anderen Kindern zu raufen, laut zu schreien oder sich für „jungstypische" Aktivitäten zu interessieren. „Das macht man als Mädchen nicht" ist ein Satz, den ich selbst gut kenne. Meine Großmutter hat ihn mir immer dann mahnend mit auf den Weg gegeben, wenn ich zu laut lachte, mit zu weit gegrätschten Beinen im Sessel saß oder mit den Jungen Räuber und Gendarm spielte. Und vielleicht kennen Sie das aus eigener Erfahrung. Vielleicht haben auch Sie erlebt, dass Bewegungsverhalten von Jungen und Mädchen sehr früh zensiert und unterschiedlich bewertet wurde.

Aufs Äußere getrimmt

Die Differenzierung zwischen Jungen und Mädchen beginnt nicht nur sehr früh, sondern hat auch sehr viele Gesichter. Beispielsweise werden Mädchen von früh an bereits anders gekleidet, also eher in Farben wie Rosa, Weiß und Creme, die schmutzempfindlicher sind und nicht zum Toben, Kriechen und Erkunden taugen. Oft tragen Mädchen helle Blusen, süße Kleidchen oder enge Jäckchen, in denen sie sich kaum bewegen, auf dem Boden wälzen und schon gar nicht wilde Räder schlagen können.

Da man meint, dass die Unterwäsche eines Mädchens nicht zu sehen sein sollte, Mädchen aber Röcke und Kleider tragen, werden Bewegungen, die genau diese Körperbereiche bloßlegen, schon einmal mit kritischem Blick beobachtet. Ja klar. Beim Purzelbäumeschlagen, Verkehrt-herum-an-der-

Turnstange-Hängen oder Durchs-Gebüsch-Kriechen sieht man das Darunter. Außerdem wird zumeist auch weniger akzeptiert, dass ein Mädchen seine Knie aufschürft, seine Hosen zerreißt, Grasflecken im Rüschenkleidchen hat oder mit Löchern im Ärmel nach Hause kommt.

Haar-feine Unterschiede

Außerdem werden die Haare oft „mädchenhaft" frisiert, mit Schleifchen, hübschen Klemmchen und Spangen versehen. Diese sollen beim Bewegen natürlich nicht herausfallen oder in Unordnung geraten. Schließlich lernen Mädchen, auf ihre Frisur achtzugeben und sich aus wilderen oder bewegungsintensiveren Aktivitäten herauszuhalten.

Darüber hinaus kaufen nicht wenige Mütter ihren Töchtern mädchentypisches Schuhwerk wie Lackschuhe, enge Ballerinas mit Glitzersteinchen oder im Extremfall sogar Schuhe mit kleinen Absätzchen, in denen es sich nicht so ohne weiteres losrennen lässt.

Den meisten Eltern ist dabei nicht bewusst, dass sie das Bewegungsverhalten ihrer Tochter bereits mit der Wahl ihrer Bekleidung einschränken und ihr Verhältnis zum eigenen Körper auf Dauer prägen. Viele Mädchen schauen schon sehr früh sehnsüchtig ihren Brüdern oder Spielgefährten hinterher, wenn diesen ein freier, unlimitierter Bewegungsspielraum zugestanden wird.

Konditionierung greift

Tatsächlich gibt es noch viele weitere Angriffsstellen, über die ein Mädchen von seinem natürlichen Bewegungsempfinden weggelotst wird.

Beispielsweise lernt ein Mädchen entsprechend der „Modelle" und Vorbilder in seiner Umgebung sehr schnell, dass seine Aktionen oder die Art und Weise des Bewegens einer Bewertung unterliegt. Diese kann sein Bewegen entweder fördern oder aber mit einem Verbot, Sanktionen oder dem Einflößen von Angst durch eine übertriebene Vorsicht der Bezugspersonen versehen. Je nachdem, wie sehr es solche äußeren Maßgaben zu seiner Priorität macht, fallen seine motorischen Entscheidungen aus: In Abhängigkeit davon, wie bedeutsam die Beurteilungen von außen sind, wird es von seinem natürlichen Bewegungsempfinden weggelotst und in seiner authentischen Ausdrucksweise gestört. Es richtet sich immer mehr danach, wie sein Bewegen und Bewegtsein bei anderen ankommt, ob es willkommen, mit Kritik behaftet, störend oder verboten ist.

Von der Außenwelt dominiert

Und schließlich verändert es das Bewegungsverhalten entsprechend der äußeren Einflüsse rasant. Sein ureigenes Gespür passen viele Mädchen der Art und Weise an, die in ihrer Umgebung am meisten gewünscht sind. Zudem erwartet man von einem Mädchen mehr als von einem Jungen, dass es die Regeln seines Umfeldes erfüllt. Deshalb opfern nicht wenige Mädchen ihren natürlichen Bewegungsdrang zugunsten des Nicht-Auffallens oder Lieber-still-Bleibens.

Oder ganz anders: Sie geben ihr sicheres Gefühl für eine Bewegungs-Ruhe-Balance auf und verfallen in den Aktionismus oder die Hyperaktivität. Sie werden bereits früh zu kleinen „Macherinnen", die sich um alles und jeden kümmern, unentwegt aktiv und versorgend sind, doch sich selbst dabei vergessen.

Und dann gibt es noch diejenigen Mädchen, für die die Erwachsenenwelt zu schnell und zu fordernd ist. Sie passen ihre Bewegungen einzig der Notwendigkeit an, irgendwie mitzuhalten und das Minimum der Erwartungen zu erfüllen. Und dabei büßen sie ebenfalls ihr natürliches Bewegungsempfinden ein.

„Restless Legs"

Ich erinnere mich an Lilly, eine Klientin, die unter einem sogenannten Restless-Leg-Syndrom, also an ständiger Unruhe in den Beinen litt und nicht für einen einzigen Moment still sitzen konnte.

Im Gespräch stellte sich heraus, dass sie ursprünglich ein sehr langsames Kind war, das Bewegung genoss, sich aber an die Geschwindigkeiten der Umgebung nie anpassen konnte. Ihre Grunderfahrung war, dass sie ständig den anderen hinterherrannte und es einfach nicht schaffte, mit ihnen Schritt zu halten. In ihrer Erinnerung blieb das grundsätzliche Gefühl, nie an die anderen anschließen zu können. Und dieses prägt noch immer ihr Leben. Als erwachsene Frau wird sie in wiederkehrenden Albträumen mit diesem Gefühl des Hinterherrennens konfrontiert, wobei sie den Anschluss immer knapp verfehlt. In ihrem Alltag setzt sie alles daran, schnell reagieren zu können und möglichst flink im Bewegen zu sein. Lilly führt ein atemloses Leben und ist immer in Eile. Als wir uns gegenübersitzen, holt sie kaum Luft. Sie kann ihren Körper kaum entspannen.

Ehrgeizige Erwachsenenwelt

Mitunter können Sie Anzeichen für solche Entwicklungen deutlich im Alltag sehen. Der Ehrgeiz nicht weniger Eltern besteht darin, dass ihr Kind möglichst früh das Laufen erlernt, anstatt abzuwarten, bis es sich wirklich sicher auf den Beinen fühlt. Noch bevor es in der Lage ist zu laufen, ziehen es die Eltern hinter sich her oder animieren es zum schnelleren Bewegen. Viele von ihnen glauben, dass ihre Kinder so früh wie möglich an die allgemeine Schnelligkeit der Erwachsenenwelt angepasst werden müssen. Deshalb lassen sie ihren Kindern kaum Zeit, ihr Leben in ihrem eigenen Rhythmus zu entdecken.

Darüber hinaus müssen sich Kinder, die früh in Betreuungseinrichtungen untergebracht werden, dem Gruppenzwang unterwerfen. Spielen und Bewegen ist dann angesagt, wenn es alle machen, und nicht, wenn der Körper es verlangt. Dabei kommen die Gruppendynamik, der Wettkampfgedanke und das Einander-Übertrumpfen ins Spiel. Besonders Mädchen kommen hier an Ihre Grenzen, denn häufig spielen Jungen die dominantere Rolle und drücken Gruppensituationen den Stempel auf.

Dies sind nur einige Beispiele, warum Kinder ihr ursprüngliches Gespür für Bewegung aufgeben, sich an eine fremde Bewegungsweise anpassen und für Angebote von Außen anfällig werden.

Bewegungskarrieren

Und schließlich gibt es so früh bereits Extreme: Für einige Mädchen sind schon große Bewegungspläne in Form sportlicher oder künstlerischer Karrieren geplant, wenn sie noch nicht einmal fünf Jahre alt sind. Kinderballett, Kunstkurse oder Sportgruppen im Sinne von „Früh übt sich, wer eine Meisterin werden will" sind typische Ausdrucksformen eines maskulinen, ergebnisorientierten Entwicklungsansatzes. Es geht immer früher ums Jemand-Werden, ums Leisten und Etwas-vorweisen-Können.

Besonders bei Mädchen wird das äußere Erscheinungsbild und wie sie beim Bewegen wirken mit jedem Lebensjahr wichtiger. Mädchen verinnerlichen das sehr schnell und richten sich auch bewegungsbezogen nach dem, was von ihnen erwartet wird. In Abhängigkeit von ihrem Umfeld werden sie bereits früh zu kleinen Prinzessinnen, süßen Kokettiererinnen oder niedlichen Ballerinas, die sich bereits sehr früh an einen künstlichen Selbstausdruck gewöhnen.

Beweggründe

Legen wir hier eine kurze Pause ein. In dieser lade ich Sie zu einer neuen Selbsterfahrungssequenz ein.

Unter der Rubrik „*Beweg.Gründe*" finden Sie im Buch verschiedene Möglichkeiten zur Selbstreflexion. Wenn es für Sie attraktiv klingt, Ihr Verhältnis zum Thema Bewegung hier mit frischem Blick anzuschauen, haben Sie immer dann, wenn es um die *Beweg.Gründe* geht, die Chance, etwas genauer in sich hineinzuhorchen und sich mit Ihren Bewegungswahrheiten zu befassen. Was die praktische Ausführung anbelangt, gibt es drei Optionen:

. In sich einsinken lassen und fühlen

Sie können Ihre Selbstreflexionen in einer besinnlichen Minute gedanklich nachvollziehen und in sich einsinken lassen. Mit „Einsinken-Lassen" meine ich, in die Worte hineinzuspüren und deren Botschaft für Ihren Körper gefühlsmäßig herauszufiltern.

. Sprechen und Aufzeichnen

Sie können Ihre Reflexionen aber auch in Ihr Smartphone sprechen. Drücken Sie einfach die Aufnahmetaste, die meistens mit „Voice Memo" oder „Audio-Aufnahme" gekennzeichnet ist. Das hat den Vorteil, dass Sie Ihrer Stimme später beim Abhören Qualitäten wie Freude, Enthusiasmus, Unsicherheiten und ja, verschiedene Stimmungen entnehmen können.

. Aufschreiben

Oder Sie schreiben Ihre Reflexionen auf oder tippen sie ins Handy, in Ihr Notebook oder den PC. Mit der Hand zu schreiben hat den Vorteil, dass Sie eine motorische Aktion ausführen und dadurch auch Informationen des Unterbewusstseins anzapfen.

BEWEG.GRÜNDE

Ihre Bewegungsgeschichte

Nehmen Sie sich Zeit und schauen Sie einmal in Ihre frühen Lebensjahre bis zum Schulanfang zurück. Formulieren oder notieren Sie Ihre Bewegungserfahrungen und beschreiben Sie diejenigen, die aus Ihrer Sicht Ihr Verhältnis zu Bewegung beeinflusst oder geprägt haben.
Nutzen Sie dazu die folgenden Fragen als Anhaltspunkte:

. Was für ein „Bewegungskind" waren Sie?
Waren Sie ein wildes Kind? Hielt man Sie für ein Bewegungstalent,

ein agiles, bewegliches Kind? Eine Draufgängerin? Eine Zurück-
gezogene? Eine Muffeline? Oder eine ganz Stille?

. Waren Sie in Bezug auf Bewegung sicher, experimentierfreudig
und neugierig? Oder eher zögerlich und zurückhaltend? Was hat
Ihnen bewegungsbezogen Spaß gemacht? Was hat Sie abge-
schreckt? Wovor fürchteten Sie sich? Haben Sie Peinliches,
Prägendes, Herausragendes, Enthusiastisches erlebt? Hatten Sie
Lieblingsbewegungen?

. Für welches Bewegungsverhalten wurden Sie gelobt und anerkannt? War Ihr Zuhause bewegungsfreundlich? An einem natürlichen Lebensstil orientiert? Hatten Sie bewegungsbezogene
Vorbilder? Ideale?

Wahrheiten

Ihre Antworten können durchaus von dem abweichen, was
man Ihnen erzählt hat oder was Sie auf Fotos sehen.
Insbesondere Aufnahmen, die in der täuschenden Atmos-
phäre der Video- und Selfiekultur gemacht wurden, manipu-
lieren oft, was wirklich war.

Erst kürzlich sah ich während eines Spaziergangs im Lon-
doner Hyde Park ein Mädchen, das deutlich sichtbar nicht in
guter Stimmung war. Doch dann sollte es neben seinem
Bruder in die Linse schauen und die Arme begeistert nach
oben werfen. Die Mutter rief: „Spaghetti!" Und unglaublich!
Auf Knopfdruck zeigte das Mädchen die Zähne, lachte
künstlich und streckte die Arme aus. Als die Mutter mit dem
Schnappschuss zufrieden war, ließ es die Arme sofort wieder
sinken und wandte sich ab. Wenn dieses Mädchen später das

Foto sieht, wird es meinen, dass es in diesem Moment voller Freude war. Doch genau das Gegenteil war der Fall.

Und anders herum. Viele Kinder mögen es nicht, fotografiert zu werden und sehen auf Fotos immer irgendwie griesgrämig aus. Doch wenn sie unbeobachtet sind, können sie vollkommen zufrieden mit sich sein. Also: Geben Sie beim Reaktivieren Ihrer Bewegungsgeschichte Ihren wahren Erinnerungen den Vorrang!

Schulbeginn

Machen wir jetzt einen Sprung und schauen wir uns das Bewegungsverhalten von Mädchen im Schulalter an.

Viele Eltern bauen vor, indem sie meinen, ihr Kind auf die Schule einstimmen und ihm entsprechende Routinen bereits vorher beibringen zu müssen. Das wird oft von mahnenden Sätzen begleitet wie: „Na warte mal ab, wenn du in der Schule bist! Da kannst du nicht mehr so wild sein …", „In der Schule wirst du dann schon zur Ordnung gerufen …" oder „Wenn du in der Schule so laut schnatterst, dann …" Und daran hängen sie gern das Erzählen ihrer eigenen Geschichten, wie es ihnen in der Schule ging und welche Strafen sich die Lehrer für die aktiveren Kinder ausgedacht haben.

Mit dem Schulbeginn geschieht dann tatsächlich ein immenser Einschnitt in die Bewegungsentwicklung eines Kindes. Die Uniformierung im denklastigen Schulsystem nimmt seinen Lauf und begräbt das Gefühl vieler Kinder für ein natürliches Bewegen sehr schnell: Da sie über viele Stunden zu sitzen haben, reduziert sich das Mitspracherecht ihrer Körper auf Null. Selbst diejenigen Kinder, die ihr positives Verhältnis zu Bewegung behalten konnten, werden jetzt auf eine Härteprobe gestellt.

Koordinative Aufgabe

Und das ist noch aus einem anderen Grund ein Drama: Da ein Kind nach wissenschaftlichen Erkenntnissen zwischen seinem sechsten und zehnten Lebensjahr sein sensomotorisch bestes Lernalter durchläuft, sein Gehirn auf koordinative Impulse besonders offen reagiert und es deshalb auf dem Bewegungssektor enorm viel erfahren könnte, werden die Kinder zur Bewegungslosigkeit verdonnert, ans Sitzen gewöhnt und im Turnunterricht zu unnatürlichen, vordefinierten Bewegungen animiert. Das Lernen als solches erfolgt nicht mehr physisch und erfahrungsbezogen. Je mehr Leistungsdruck vorherrscht und je mehr die Verstandesaktivität dominiert, desto weniger wichtig ist der Körper mit seinem natürlichen Bewegungsdrang.

Brave Mädchen

Auch die geschlechtsspezifische Differenzierung zwischen Jungen und Mädchen vertieft sich mit dem Schulbeginn. Viele Mädchen neigen tendenziell zum Nichtbewegen und richten sich im Rückzug oder stillem Sitzen ein. Oder sie entscheiden sich für ein normiertes, vorgefertigtes Bewegen in Form von Sport, organisierter oder künstlerischer Bewegung, das ihnen sicherer und generell akzeptierter erscheint.

Und leider: Viele Mädchen ziehen sich bereits mit dem Schulbeginn von einem freien, unzensierten Bewegungsverhalten zurück. Alles, was mit Bewegung zu tun hat, vermeiden sie. Oft ist Bewegung auch mit Scham besetzt, sodass einige Mädchen bereits handfeste Körperaversionen entwickeln. Besonders wenn sie dem Vergleich mit anderen ausgesetzt sind, betrachten sie Bewegung mitunter sogar als einen Feind.

Pubertät und Frau-Werdung

Im weiteren Verlauf der Schulzeit gibt es bei Mädchen dann noch einmal eine einschneidende Phase, wenn sie sich auf die Pubertät zubewegen, ihr Körper sich verändert, die Brüste sich formen und die Menstruation einsetzt. Diese Phase ist für jedes Mädchen eine besondere Zeit und kann in Bezug auf die Selbstwahrnehmung ein deutlicher Einschnitt sein.

Diejenigen Mädchen, die bis dahin ein positives Verhältnis zu ihrem Körper und zu Bewegung entwickelt haben, verfügen natürlich über die größten Chancen, dieses beizubehalten und können selbst diese massiven physischen und psychischen Veränderungen in Einklang mit sich durchwandern. Doch gleichzeitig wird hier noch deutlicher, welche Mädchen sich bereits im Krieg mit ihrer Körperlichkeit befinden, sich bewegungsbezogen gehemmt, unfrei und linkisch vorkommen und nur wenig mit dem Bewegungsvermögen ihres Körpers verbunden sind.

Aus Erfahrung weiß ich, dass sie dieses Defizit oder diesen Verlust kaum wieder aufholen werden. Im Gegenteil. Mädchen, die sich in den Stürmen der Pubertät von ihrem Körper entfernt und von einem positiven Bewegungsgefühl abgeknipst haben, schließen sich diesem unter normalen Bedingungen so gut wie nie wieder vollständig an. Ihre Beziehung zum Bewegen wird auf Dauer getrübt bleiben, es sei denn, es wird ihnen irgendwann einmal bewusst.

Konfrontation mit dem Idealkörper

Doch selbst diejenigen Mädchen, die sich ihr natürliches Bewegungsempfinden erhalten konnten, stehen noch vor vielen weiteren Hürden und Herausforderungen. Denn es ist eine Tatsache, dass reifer werdende Mädchen und junge Frauen heute über ihr Erscheinungsbild und die Form ihres Körpers beurteilt werden und sich an den „It-Girls" orientieren. Und das kommt natürlich beim Bewegen und Verwirklichen ihres Selbstausdrucks am meisten zum Tragen.

Gleichzeitig lauern die Influencerinnen, Fashion-Expertinnen und Verfechter des Idealkörpers überall, um bestimmte Maßgaben für den Körper herauszustellen. Vor allem auf den Social-Media-Plattformen ist das der Fall. Dort suggerieren sie ihren Followerinnen, wie man sich gibt, bewegt oder nicht bewegt und auch, wie gesunde, schlankmachende oder figurformende Bewegung auszusehen hat. Die immer künstlicher werdende Welt erschwert es Mädchen und jungen Frauen immens, mit ihrem Eigenempfinden in Kontakt zu bleiben. Und es mag ihnen schwerfallen, zu ihrem gefühlt richtigen Bewegungsverhalten zu stehen.

Die Frauwerdung

Schließlich kommt die Frau mit ihrem Körper in der Leistungsgesellschaft an. Das heißt nichts anderes, als dass ihr Körper mit seinem Erscheinungsbild maßgeblich an seinem Wirken auf andere gemessen wird. Häufig muss sie ihn sogar als Aushängeschild verwenden, zum Beispiel, wenn es darum geht, einen Job zu kriegen, sich zu präsentieren oder vor anderen zu bestehen. Nicht selten wird von dem körperlichen Erscheinungsbild einer Frau, das ja auch das Bewegen und den Selbstausdruck einschließt, auf deren Fähigkeiten und Charaktereigenschaften geschlossen.

In diesem Kontext gibt es viele Beweggründe, sich bewusst oder unbewusst zu entschließen, den Körper auf stereotype oder Eindruck erweckende Weise einzusetzen oder aber,

Bewegung zu vermeiden. Mit diesen Reaktionsweisen werden wir uns noch befassen, wenn es um die vier Frauentypinnen geht.

Der Ernst des Lebens greift

Und hier halte ich einmal an. Wenn Sie sich die Entwicklung unseres Bewegungsverhaltens ansehen, wird klar, dass wir Menschen mit einem natürlichen Bewegungssinn geboren werden. Und wir können ihn dazu benutzen, um ein immens großes Potenzial an sensomotorisches Fähigkeiten zu entfalten und zur Blüte zu bringen. Doch gerade in diesem Prozess kommen uns die Werte der Leistungsgesellschaft in die Quere, die keine femininen, sondern zumeist einseitig maskuline sind. Diesen ausgesetzt zu sein bedeutet, dass es besonders Mädchen und jungen Frauen schwer fällt, ihr Gefühl für ihren Körper und sein Bewegen beizubehalten und es zum selbstverständlichen Teil ihres Lebens zu machen.

Je „erwachsener" und sozialisierter sie werden, desto stärker ist die Tendenz zu einer unnatürlicheren Beziehung zu ihrem Körper und seinen Bewegungen. Und diese äußert sich auf verschiedenste Weise und kann sogar in Ablehnung und Hass übergehen. Der sogenannte Ernst des Lebens hat seinen Preis.

Bewegungsbilanzen

Nehmen Sie sich jetzt wieder ein wenig Zeit für sich und reflektieren Sie Ihre persönliche Bewegungsgeschichte auf dem Weg zur Frau.

BEWEG.GRÜNDE

Ihre Bewegungserfahrungen vom Teenager zur Frau

Welche Erfahrungen haben Sie auf dem Weg zur Frau, sagen wir vom Einsetzen Ihrer Menstruation bis zu dem Zeitpunkt, als Sie auf eigenen Füßen standen, gemacht?

Erinnern Sie sich so genau wie möglich an Einzelheiten.

Wie bereits erwähnt können Sie Ihre Reflexionen einfach in sich einsinken lassen, als Audioaufnahme sprechen, schreiben oder tippen.

3|

Bewegung FÜR oder GEGEN den Körper?

Der weibliche Traumkörper

Schließlich kommen wir im Heute an. Nachdem wir gesehen haben, welche Qualitäten einem natürlichen Bewegen normalerweise innewohnen und auch, durch welche Umstände diese gefährdet werden, unterliegt auch der Körper einer erwachsenen Frau einem enormen Druck, bestimmten Erwartungen zu entsprechen.

Werfen wir jetzt einen Blick darauf, welche Faktoren unser Bewegen als erwachsene Frauen beeinflussen und in welchem Bewegungsklima sich der weibliche Körper zurechtfinden muss. Denn erst dann können Sie sehen, dass so gut wie keine Frau von Kräften umgeben ist, die sie zu einer Verbundenheit mit ihrem Körper ermutigen oder sie an ihre natürlichen physischen Bedürfnisse erinnern.

Im Gegenteil. Hier stoßen wir auf sehr viele Relikte und allgemeine Urteile, die die Natur des Körpers nicht nur beiseite lassen, sondern sich sogar gegen die Selbstregulation des Organismus richten. Ich war selbst überrascht, als ich gesehen habe, wie normal dieses Gegen, das Vorgehen gegen den Körper und seine Natur ist und wie tief es sogar in den

Köpfen körperbewussterer Frauen sitzt. Noch nie war mir so deutlich, wie sehr es uns davon abhält, mit unserem eigenen Bewegungsempfinden verbunden zu sein.

Genau deshalb habe ich mir die vielen Gegen-den-Körper-Einflüsse näher angesehen und nachgebohrt, woher sie stammen. Dadurch können Sie sehen, unter welchen Verkleidungen sich das Vorgehen gegen den Körper versteckt.

Funktionalisiertes Bewegen

Und da bin ich zuerst im Fitnessbereich gelandet. Das gängige Optimalbild vom weiblichen Körper mit seinen Idealmaßen beeinflusst viele Frauen, wie sie ihrem Körper begegnen, wie sie ihn präsentieren und auch, dass sie ihn bestimmten Trainingsregimes aussetzen. Das kann bedeuten, dass sie ihren Körper unter dem Zeichen der Fitness muskulös modulieren, ihn verschlankenden Fitnessprogrammen unterziehen, zum Extrem- oder Kampfsport, Funktionstraining, Powerpilates oder zum Intensivyoga gehen.

Und dabei wird das Bewegen standardisiert, was heißt, dass diejenigen Frauen, die sich für das ergebnisorientierte Trainieren ihres Körpers entscheiden, sich zumeist gegen ihn und seinen Ist-Zustand richten. Anstatt ihrem Natürlichsein intuitiv zu folgen, werden sie aktiv, weil … , weil sie das tun sollten oder um zu … , um eine bestimmte Wirkung zu erzielen, vordefiniert auszusehen oder den Körper mit seinen natürlichen Bedürfnissen zum Schweigen zu bringen.

Und das finde ich interessant: Anstatt Bewegung als vollkommen natürlichen Ausdruck des Lebens zu betrachten, assoziieren viele Frauen Bewegung einzig mit dem Verbessern ihrer Figur, dem Regulieren ihres Körpergewichts und dem Erreichen einer vordefinierten Wirkung im Außen. So oder so: Indem sie sich an äußeren Diktaten orientieren und sich von ihnen abhängig machen, nehmen sie künstlich entworfene Formen des Bewegens an und wenden sich gegen ihre Körperlichkeit.

Verlorene Femininität

Das können Sie sehr deutlich sehen, wenn Frauen bestimmte Körperbereiche selektiv trainieren. Das sind zumeist jene Partien, die ins gängige Idealbild passen, also straffe Gesäßmuskeln und Waden, modulierte Schulterrundungen und Oberarme und ein gestählter flacher Bauch. Sie orientieren sich an einem maskulinen Körperbild, mit dem sie unbewusst bestimmte Qualitäten assoziieren.

Doch dieser Trend, der weit weg vom freien, bedürfnisaffinen Bewegen führt, vernichtet nicht nur ihr natürliches Bewegungsspektrum. Das betont maskuline Bewegen reduziert außerdem das weibliche Eigenempfinden, weil es zu „laut" ist, sodass die „leisen" Töne im Frauenkörper nicht mehr gehört werden. Und dadurch verliert die Frau ihre Femininität. Sie verzichtet auf alles Wunderbare, das ihre Weiblichkeit ausmacht, auf die Besonderheiten ihrer Biologie, auf ihre hohe Sensibilität, ja, auf ihre typisch weibliche Natürlichkeit. Wäre das allgemeingültige Körperbild ein anderes oder säßen keine Optimalfiguren in ihren Köpfen, würden Frauen kaum auf die Idee kommen, sich auf vordefinierte Weise zu bewegen oder sich mit selektivem Muskeltraining gegen die Integrität ihres Organismus zu wenden.

Kalorienfressendes Bewegen

Wenn ich Frauen frage, warum sie sich zu genormten Bewegungsformen und selektiven Muskeltrainings hingezogen fühlen, ernte ich oft fragende Blicke. Hingezogen? Fühlen? Hingezogen fühlen? Mmm. Mmm?

Die meisten Frauen haben darüber noch nie nachgedacht. Viele von ihnen bewegen sich nur deshalb so, weil sie schlank, sexy, attraktiv und modelliert aussehen möchten. Und andere meinen, dass sie durch bestimmte Bewegungsformen viele Kalorien verbrennen und dadurch mehr und entspannter essen können. Sie trainieren ihre „Sünden" ab, wie Karen, eine Klientin, beispielsweise sagte.

Beim näheren Hinschauen hieße das ja, dass wir unserem Körper alles Mögliche zuführen und in ihn hineinstopfen können, wenn wir ihn nur oft genug ins Energiedefizit treiben und den Stoffwechsel beschleunigen. Diese Vorgehensweise reduziert unseren Körper nicht nur auf ein Ding, durch das man beliebig viel Materie hindurchjagen kann. Sie impliziert auch, dass man dem Körper getrost mehr Lebensmittel zuführen kann als er braucht, weil man den Energiegehalt ja durch Bewegung wieder geraderückt. Ich bin mir absolut sicher, dass unsere Natur das anders in uns eingerichtet hat. Wenn wir dem Körper nur so viel Nahrung mit hoher Qualität anbieten, wie er zum Leben braucht, würde ein Bewegen, das einzig dem Abarbeiten von Kalorien dient, überflüssig werden. Es ist fast unnötig zu erwähnen: Einem Kind wären solche absurden Gedanken fremd.

Und die Medizin mahnt

Schließlich stimmt auch die Medizin in den Gegen-den-Körper-Tenor ein und kümmert sich ebenfalls kaum um den Einklang mit dem individuellen Körper. Den sogenannten Übergewichtigen, die den Body-Mass-Index (BMI) nicht erfüllen, wird das Abnehmen durch mehr Bewegung gebetsmühlenartig nahegelegt und das zumeist ohne Rücksicht auf Verluste.

Natürlich. Zu einem gewissen Teil kann das sinnvoll sein, wenn das natürliche Funktionieren des Körpers durch zu viel Gewicht und Körperfett beeinträchtigt wird. Aber gerade das braucht ein Fingerspitzengefühl und unbedingte Individualität. Zudem fährt es über viele Frauen, die nicht in das Raster des BMI passen, pauschalisierend hinweg. Ich kenne viele Frauen, die den BMI nicht erfüllen, aber weder gesundheitlich gefährdet sind, noch sich unwohl fühlen. Doch in unseren Köpfen sitzt die Idee fest, dass Frauen mit Rundungen und einem bestimmten Körperumfang als zu dick gelten, ein größeres Krankheitsrisiko haben, belasteter altern, früher sterben und deshalb dem BMI entsprechen sollten.

Schlank heißt gesund?

Gleichzeitig assoziieren wir wiederum mit denjenigen Frauen, die dem BMI entsprechen, dass sie gesünder sind und es für sie eine geringere Rolle spielt, ob sie sich bewegen. Doch auch das ist absurd und entspricht keinesfalls den Tatsachen. Es hieße ja, dass alle schlanken Frauen aufgrund ihrer Statur von Erkrankungen und gesundheitlichen Symptomen verschonter bleiben und auch, dass sie sich um das Bewegen ihres Körpers weniger kümmern müssen.

Ob BMI oder nicht BMI: Letzten Endes gibt es hier keine stimmigen Antworten, wenn der individuelle Körper unberücksichtigt bleibt. Während viele Frauen unnötigerweise hart mit ihrem Körper umgehen und glauben, durch exzessives Bewegen einem Zahlenwert entsprechen zu müssen, baden sich andere in ihrem schlechten Gewissen, weil sie sich nicht öfter nach Bewegung sehnen. Es ist schon verrückt, dass wir uns von einmal entworfenen Zahlenwerten dirigieren lassen und uns dadurch gegen unseren Körper richten.

Selektive Fitness?

Gleichzeitig wird uns im Fitnesssektor oftmals suggeriert, dass es beim Bewegen um zwei wichtige Dinge geht, nämlich darum, „schwache" Muskelgruppen zu stärken und als „verkürzt" bezeichnete Muskeln zu dehnen. Auf diesem Grundsatz basiert nicht nur ein großer Teil der Fitnessindustrie, sondern auch die Physiotherapie, die Rehabilitation oder verschiedene Yogarichtungen. Was die meisten Fitnessfans nicht wissen: Das neuromuskuläre System, dessen Chef das Gehirn ist, arbeitet durch die Kräftigungs-Dehnungs-Formel keineswegs natürlicher. Im Gegenteil. Durch ein selektives Kräftigen und Dehnen von Muskeln wird es eher von seinem organischen Funktionieren abgehalten, weil eine Überbetonung bestimmter Muskelpartien des Körpers seine natürliche Koordination als System stört.

Zur Erinnerung: Ein Kind käme niemals auf die Idee, seinen Körper mit einem solchen Ansatz zu bearbeiten. Und aus demselben Grund fühlen sich auch viele Frauen kaum zu Bewegung hingezogen. Das selektive Beanspruchen von Muskeln, beispielsweise das Trimmen der „Problemzonen" wie die Gesäß-, Bauch- und Oberschenkelmuskulatur fühlt sich nämlich nicht nur monoton und unnatürlich an, sondern hält Frauen durch die fehlende innere Befriedigung vom Bewegen ab. Viele spüren darin auch den Gegen-den-Körper-Geist und erleben das entsprechende Training als unbefriedigend und wenig attraktiv. Ganz klar: Wer einzig der Kräftigungs-Dehnungs-Theorie folgt, tut seinem Körper nichts Gutes, weil es in die natürliche neuromuskuläre Organisation des Körpers störend eingreift und dessen Gleichgewicht stört. Sensibilisierte Frauen spüren das und halten sich von entsprechenden Angeboten fern.

Innere Zerrissenheit

Doch das ist noch nicht alles. Indem Frauen beim Bewegen nach einem maskulin modellierten Körperbild streben und Körperteile selektiv, also aus dem funktionellen Zusammenhang gerissen bewegen, setzen sie unbewusst eine Kettenreaktion in Gang, von der sie oftmals nichts ahnen: Sie verlieren das Empfinden für ihren „ganzen" Körper in seiner organischen Einheit. Und dieser Verlust hat Nebenwirkungen. Er führt dazu, dass die Frau sich fragmentarisch und als ein aus Einzelteilen bestehendes Etwas erlebt und sich gespalten fühlt. In Folge dessen fällt es ihr immer schwerer zu entscheiden, was für sie und ihren Körper gut, heilend und angemessen ist.

Und das ist noch nicht alles. Indem ihr Ganzheitsgefühl flöten geht, entfernt sie sich auch von der Freude, die sie aus einem sich organisch satt anfühlenden Bewegen ziehen kann. Tatsächlich rührt die Freude am Bewegen genau daher: Wenn uns eine Aktion ganzkörperlich befriedigt und wir uns einfach gut dabei fühlen und wir sie gern machen, fühlen wir uns auch weiterhin zu ihr hingezogen.

Es läuft immer wieder auf dasselbe hinaus: Das unreflektierte Überwinden des Körpers und das Vorgehen gegen seine Natürlichkeit zieht zahlreiche Konsequenzen nach sich, die viele Frauen eher vom Bewegen abhält, als es ihnen schmackhaft zu machen.

Die Yogawelle

Nehmen wir jetzt, wo wir die „Gegen-den-Körper-Kultur" untersuchen, als Beispiel einmal das Yoga unter die Lupe, weil sich sehr viele Frauen von der fernöstlichen Übungspraxis angezogen fühlen. Der Yogaboom hält unverändert an, sodass ich hier einmal nachschauen möchte, inwiefern Yogapraxis ein natürliches Bewegen unterstützt.

Zunächst einmal verspricht der Weg des Yoga, mehr zu sein als pure Körperertüchtigung. Viele Frauen mögen Yoga, weil sie das Gefühl haben, nicht nur etwas für ihren Körper zu tun, sondern auch ihr Bedürfnis nach spirituellem Wachstum zu befriedigen. Stimmt. Genau das strebt Yoga in seiner Grundausrichtung an. Und für viele Frauen ist es ein Weg, sich wieder mit sich selbst zu verbinden, wenn Stress überhand nimmt oder sie sich im Wirbel des Lebens verloren haben. Kein Wunder also, dass die Yogaindustrie zu 80 bis 90 Prozent Frauen anzieht und mit einem unverändertem Zustrom rechnen kann.

Doch ...

Sicherlich hören Sie zwischen den Zeilen schon mein *Doch*. Denn Yoga ist von seinem Ursprung her ein maskuliner Weg der Selbstentwicklung. Das erklärt auch, warum sich die Yogakultur so schnell wie keine andere an die Leistungsgesellschaft der westlichen Welt angepasst hat. Zum einen reiht sie sich mit ihren verschiedenen Komponenten wie die Ergebnisorientierung, die Selbstüberwindung und das Streben nach einem genormten Bewegungsverhalten supergut in das maskuline Leistungsdenken ein. Und zum anderen bedient sie die Dehnungs- und Kräftigungstheorie, was sie kompatibel mit der Fitnessindustrie, der Rehabilitation und der allopathischen Medizin macht. Häufig nimmt sie sogar einen athletischen Charakter an, was einem sportlichen Training nahekommt und deshalb gesellschaftlich anerkannt ist. Viele Spitzensportler berichten davon, dass sie regelmäßig Yoga betreiben.

Höher, schneller, weiter

Zudem kommen materielle Aspekte hinzu. Da sich Yoga immer weiter verbreitet und wir mittlerweile von einer Yogaindustrie sprechen können, wächst die Konkurrenz zwischen den Anbietern, sodass diese immer intensivere, exklusivere und noch härtere Yogaevents oder „Body-Challenges" anbieten. Diese kitzeln nicht nur den Ehrgeiz, ja das Yogini-Ego. Sie treiben Frauen auch an, sich noch mehr zu überwinden, noch determinierter gegen den Körper vorzugehen und das Erreichen der noblen Ziele des Yoga – den vitalen Traumkörper oder die Erleuchtung – noch ernsthafter zu verfolgen.

Kurz: Die Parameter der Yogaphilosophie lassen sich gut in das allgemein akzeptierte Höher-schneller-weiter-Denken und damit in das Gegensteuern gegen den Körper einordnen. Gleichzeitig kommt die Attraktion auch daher, dass Yoga immer noch eine exotische Note hat und sich mit seinen Sanskrit-Wörtern gut vermarkten lässt.

Yoga FÜR ...

Wenn ich das schreibe, entsteht vielleicht der Eindruck, dass ich gegen Bewegungsmodelle wie das Yoga bin. Nein, nein! Ich habe selbst über viele Jahre Yoga betrieben und möchte die Erfahrungen keinesfalls missen. Was ich allerdings nicht nur allen Yogafans, sondern allen Frauen, die ihren Körper trainieren, trimmen und triezen, zum Überdenken mitgeben möchte, ist die Frage, aus welchen Beweggründen Sie sich für die jeweilige Praxis interessieren. Denn da gibt es immense Unterschiede. Ist es, weil Sie sich angesprochen, im Inneren berührt fühlen? Weil Sie Freude beim Bewegen empfinden? Ihrem Körper und Ihrem Sein durch das Bewegen näherkommen? Sich ausgewogener, geschmeidiger und natürlicher wahrnehmen?

Wenn Sie diese Fragen mit JA beantworten, ist alles gut. Wunderbar! Ihre Praxiserfahrungen scheinen mit Ihrem Körper zu klicken.

Oder GEGEN ...?

Doch wenn Sie mit ihrem Körpertraining einen weiteren Weg gefunden haben, auf dem Sie gegen Ihren Körper vorgehen, ihn überwinden und ihm unter dem Dach einer noblen Philosophie den Rücken zukehren, würde ich jetzt zum Aufhorchen anregen. Denn damit tun Sie sich nichts Gutes. Indem Sie glauben, etwas FÜR Ihren Körper zu tun, arbeiten Sie in Wirklichkeit GEGEN ihn und senden ihm unnatürliche und gegensätzliche Botschaften. Diese wiederum stiften im Körper eher Verwirrung und führen zu Anspannung, als dass sie ihn an seine Natürlichkeit erinnern.

Wir werden uns später noch mit den Details befassen. Hier schon ein Tipp zum Austesten: Bewegen Sie sich in Harmonie mit Ihrem Körper, also FÜR ihn, in seinem Sinne. Das heißt: im Sinne seiner Natur. Schieben wir jetzt eine weitere *Beweg.Gründe*-Reflexion ein.

BEWEG.GRÜNDE

Die FÜR-oder-GEGEN-Frage

1. Wann immer Sie sich bewegen, fragen Sie sich, ob Sie sich von Ihrer inneren Ausrichtung her FÜR oder GEGEN Ihren Körper bewegen.

2. Falls Sie ein FÜR wahrnehmen, genießen Sie es und geben Sie diesem FÜR so viel Raum wie möglich!

3. Falls Sie sich beim GEGEN ertappen, testen Sie, ob Sie es in ein FÜR, in eine körperaffine Bewegungsweise verwandeln können.

Stress abbauen durch Bewegung

Auch wenn wir hier schon den Bogen zum FÜR, das Für-den-Körper-Bewegen schlagen, sind wir immer noch dabei aufzudecken, in welchen Verkleidungen sich das GEGEN-den-Körper-Vorgehen versteckt. Das halte ich für notwendig, weil Sie erst dadurch die Missverständnisse sehen können, die Sie vielleicht vom Bewegen abhalten oder Ihnen die verkehrte Ausrichtung gegeben haben.

Frauen praktizieren Yoga, Pilates, Nia, Zumba, Spinning oder andere Workout-Formen, um Stress abzubauen. Und das ist gut so. Wir leben in einer Welt, in der es nicht nur zur Normalität, sondern auch zu einem Chic geworden ist, gestresst, außer Atem und „total busy" zu sein. Deshalb ist es eine gute Idee, diesem Geschehen einen Riegel vorzuschieben, die Vorboten von Erschöpfungszuständen und

Burnout wahrzunehmen und die innere Balance im Auge zu behalten. Denn: Stress ist zur Krankheitsursache Nummer eins avanciert. Und das lässt Entstressungsmaßnahmen nicht mehr als puren Luxus erscheinen, sondern macht sie zu einer Notwendigkeit.

Stress bekämpfen?

Und deshalb komme ich noch einmal zu der letzten *Beweg.Gründe*-Sequenz zurück, weil die Art und Weise, in der viele Bewegungsformen im Sinne des Stressmanagements praktiziert werden, ein GEGEN enthalten. Und damit bauen sie Stress nicht ab, sondern häufig sogar auf. Besonders Konditionssportarten wie Joggen, Schwimmen, Nordic Walking, Kardioworkouts oder Radfahren können den Körper, je nachdem wie sie praktiziert werden, erschöpfen und ihn energetisch auslaugen. Oder sie sorgen dafür, dass die Trainierenden Muskelspannung aufbauen, weil sie meinen, durchhalten zu müssen. Und das wiederum sorgt häufig für einen erhöhten inneren Druck, der den Organismus noch mehr in die Enge treibt, als dass er die Erregung nach unten fährt.

Erschöpfen heißt nicht Entspannen

Klar ist, dass das Nervensystem, wenn es dauererregt ist und vom Spitzenstresslevel nicht herunterkommt, die typischen Stressreaktionen besonders gut durch Bewegung abbauen kann. Das ist inzwischen bewiesen und diese Erkenntnis wird von vielen Menschen auch intuitiv genutzt. Was liegt näher, als nach einem stressigen Arbeitstag einen langen Spaziergang zu machen, eine Runde zu joggen oder sich anderweitig in Bewegung zu versetzen, um den Kopf freizukriegen. Doch hier gibt es einen fast nichtig erscheinenden, aber bedeutsamen Unterschied. Ein solches Stress abbauendes Bewegen sollte bewusst so gestaltet sein, dass es schrittweise und organisch zur Ruhe führt, sich weder gegen den Körper richtet noch in der Erschöpfung mündet.

Wenn Sie sich beispielsweise gestresst fühlen und sich deshalb im Fitnessstudio auspowern oder so intensiv joggen, dass Sie kaum noch Luft kriegen, fühlen Sie sich nachher natürlich irgendwie besser und erlöst. Sie fallen auf die Couch, schlafen höchstwahrscheinlich aus Erschöpfung ein und in der Nacht sogar durch.

Doch das ist mit dem Zurückfahren der Stressreaktionen und einer wirklichen Erholung des Körpers nicht identisch. Ich hoffe, Sie können das gut sehen: Im beschriebenen Fall wird Bewegung dazu benutzt, sich unter dem Vorwand des Stressabbaus zu entspannen, doch auch hier mogelt sich das Vorgehen gegen den Körper hinein. In Wahrheit wird der Körper nämlich weder entschleunigt noch entstresst, sondern erschöpft. Während der Abbau von Stress eine *FÜR-den-Körper-Aktion* ist, weil Sie ihm helfen, die Stressreaktionen im Körper herunterzufahren, handelt es sich beim Erschöpfen um ein pures GEGEN. Und das macht den Organismus auf Dauer noch unbelastbarer, weil die Stresshormone nicht abgebaut werden, das Nervensystem aus der Balance geworfen bleibt und weitere Stressreaktionen sich oben draufsetzen.

MIT dem Körper Hand in Hand

Sinnvoller wäre es hier, die Leistungskurve bewusst und schrittweise nach unten zu fahren. Das bedeutet, sich erst einmal in der Erregung abzuholen, also sich bewusst intensiv zu bewegen, um den Stressreaktionen zu entsprechen. Und dann ist es sinnvoll, moderater im Bewegen zu werden und das Nervensystem langsam auf das Zur-Ruhe-Kommen einzustimmen. Das könnte bedeuten, dass Sie sich nur mit einer Intensität von 50 Prozent bewegen, dabei Zeit haben, Ihren Körper und Ihre Umgebung wahrzunehmen, vielleicht sogar ein Liedchen zu trällern oder vor sich hin zu summen. Dann bleiben Sie bewusst bei der Sache, nehmen Ihren Körper wahr und können beobachten, wie er sich allmählich beruhigt. Und genauso organisch lassen Sie Ihre Bewegungen ausklingen. Wenn Sie sich dann noch etwas hinsetzen, für ein paar Minuten die Augen schließen und warten, bis der Körper sich vollkommen entspannt hat, haben Sie Stressmanagement in Harmonie mit Ihrem Körper vollzogen. Anstatt gegen ihn ins Feld zu ziehen, haben Sie ihm geholfen, seine Stressreaktionen, die ja erst einmal gesunde Überlebensreflexe sind, organisch zu senken. Und dadurch wird ein wirkliches Entspanntsein möglich.

Es spielt also eine entscheidende Rolle, ob Sie beim Abarbeiten von Stress für oder gegen Ihren Körper vorgehen. Stellen Sie sich die Für-oder-gegen-Frage deshalb unbedingt, wenn Sie sich des Stressabbaus halber bewegen.

Leistung um jeden Preis?

Tatsächlich ist die Für-oder-gegen-Frage eine, die mich seit über 20 Jahren auf dem Gebiet der Körper-Mind-Integration und der Somatik begleitet. Sie hat vielen Menschen, insbesondere Frauen geholfen herauszufinden, ob sie sich an ihrem Körper orientieren oder aber offen oder subtil gegen ihn vorgehen. Weil die meisten meiner Klientinnen feststellen, dass sie tatsächlich sehr häufig das Gegen bedienen und diejenigen, die sich nicht gern bewegen, sich an dieser

Gegen-den-Körper-Ausrichtung reiben, habe ich mich gefragt, warum das gegen den Körper Gerichtete so viele Freunde hat und es sogar körperinteressierte Menschen attraktiv finden. Denn: Mit auf die Welt gebracht haben wir es nicht. Als Kind war uns das Gegen-den-Körper-Agieren völlig fremd.

Die Gegen-Kultur

Und da bin ich erneut darauf gestoßen, dass das allgemeine Klima, in dem wir leben, ein leistungsbezogenes ist. Unsere Gesellschaft belohnt diejenigen, die nicht nur am meisten schaffen, sondern auch am meisten dazu bereit sind, gegen sich vorzugehen. Der Weg zum Erfolg beinhaltet so gut wie immer, mit sich hart zu sein, sich selbst zu überwinden und eisern ein Ziel zu verfolgen, ohne ernst zu nehmen, was der Körper mit seinem Empfinden dazu sagt. Das, was wir im Allgemeinen mit Erfolg assoziieren, schließt auch ein, das Mit-sich-hart-Sein und Gegen-sich-Vorgehen zu akzeptieren.

Eine Frau, die ein leistungsorientiertes Klima willkommen heißt und auf den Zug des Schaffens und Erreichens aufspringt, landet nahezu automatisch im Gegen. Das ist in der maskulin operierenden Welt mehr oder weniger normal und oft sogar die Voraussetzung dafür, überhaupt in dem Rennen ums Mehr mitmischen zu können. Und damit bleibt auch die Beziehung zu ihrem Selbstausdruck auf der Strecke, der im Großen wie im Kleinen immer an „Bewegung" und deren Natürlichkeit gebunden ist.

Sportliches

Und schließlich habe ich nachgeschaut, woher das Leistenmüssen auf dem Bewegungssektor kommt. Und da stieß ich auf nichts anderes als den Leistungssport, an dem sich viele Menschen orientieren und den sie teilweise sogar idealisieren.

Hier kann ich ganz gut mitreden, denn ich bin als Kind mehrere Jahre im Leistungssport als Turnerin trainiert worden, war bis zu meinem 18. Lebensjahr im Wettkampfsport aktiv und habe danach ein Sportstudium an der Uni absolviert. Deshalb ist mir die Tendenz vertraut, den Wettkampfsport zu verherrlichen und die Olympioniken und Weltrekordhalter, die Goldmedaillen- und Pokal-Gewinner, ja, die Siegerinnen und Sieger als die Helden zu sehen. Selbst wenn wir es nicht schaffen, wie sie zu sein, stehen sie für uns als Vorbild auf dem Podest. Indem sie jemanden verkörpern, der sich selbst diszipliniert und überwindet, suggerieren sie uns, dass das harte Trainieren des Körpers belohnt wird.

Und an diesem „Athletengeist" orientieren sich immer mehr Frauen auf bewusste oder unbewusste Weise. Entweder machen sie ihn zum Maßstab ihres Bewegens oder sie schlagen ins Gegenteil um und wenden sich ab. Letzteren ist klar, dass sie das Zeug zum Athletendasein sowieso nicht haben.

Vergleichen und Besiegen

Doch beim bloßen leistungsorientierten Bewegen bleibt es ja nicht! Wer den Wettkampfgeist zu seiner Leitlinie macht, akzeptiert auch, dass es um das Kämpfen, das Besiegen des „Gegners" oder wenigstens um das Sich-selbst-Besiegen geht. Und dieser Geist prägt dann auch unsere Beziehung zum Bewegen, selbst wenn wir gar nicht gegen andere antreten oder kämpfen, sondern gegen uns selbst.

Und schließlich ist es ein Trend, dass sich immer mehr Frauen maskuline Sportarten suchen, die an den Wettkampf gebunden sind und den Sieg in den Mittelpunkt rücken. Sie streben an, andere zu bezwingen oder zu „schlagen", wie man im Sport sagt. Bei Sportarten, die Körperberührung erlauben, wie Boxen, Rugby, Karate, aber auch Eishockey, Fußball oder Handball können sie im direkten Körperkontakt sehen, wie sehr das *Gegen-den-anderen-Vorgehen* mitmischt und das Vernichten des „Gegners" im Vordergrund steht.

Die Frauen-Bewegung

Aus meiner Sicht ist es eine komplett falsch verstandene Ambition von Frauen, dass sie anstreben, in männlichen Sportarten ihren „Mann zu stehen". Auch für Männer ist es unnötig, sich dem ständigen Vergleich mit anderen auszusetzen und ein Gegner-Denken im Kopf zu haben. Doch Frauen schädigen ihre Gesundheit dadurch noch mehr. Sie opfern ihren weichen, empfindungsbereiten Körper und setzen ihn dem Risiko der Verletzung aus.

Erst kürzlich las ich, dass die Doppelolympionikin im Frauenboxen, Nicole Adams, ihre Karriere aufgeben musste, weil ihr andernfalls der Verlust des Augenlichts drohte. Eine Fußballspielerin beispielsweise wird sich mit einer Wahrscheinlichkeit von 53 Prozent während einer Fußballsaison verletzen. Das größte Verletzungsrisiko besteht dabei im Zweikampf, wenn die Frauen sich im direkten Körperkontakt um den Ball duellieren. Generell kommt es bei Frauen, wenn sie Ballsportarten ausüben, häufiger zu Kreuzbandrissen, Seitenbandverletzungen und Meniskusschäden. Ihr Gewebe ist weicher und scheint anfälliger gegenüber mechanischen Einwirkungen zu sein.

Wenn ich vorschlage, dass sich Frauen gut überlegen sollten, ob sie wirklich in Männersportarten mitmischen müssen, falle ich nicht der Frau in ihrem Bedürfnis nach Gleichstellung in den Rücken. Ich sage das, damit sie ihre femininen Eigenschaften, die an die natürliche Biologie des weiblichen Körpers gebunden sind, behält, diese frei ausleben und auch beim Bewegen ihres Körpers genießen kann.

Illusionen

Außerdem ist es eine Illusion, dass der männliche Körper das Ganze problemlos wegsteckt. Ich habe mit genug Sportlern gearbeitet, um zu wissen, dass der kämpfende und siegesorientierte Alphamann kein gesunder ist. Er mag nach außen stark und unanfechtbar wirken, doch viele Sportlerkörper stolpern von einer Verletzung in die nächste, funktionieren nur mit Schmerzmitteln und müssen sich wegen ihrer Verletzungen Operationen unterziehen, deren Folgen nur langwierig heilen. Wenn Frauen sich das zum Vorbild nehmen, laufen sie nicht nur einer sowieso schon fragwürdigen Idee hinterher. Sie identifizieren sich darüber hinaus auch mit der Ausrichtung, bereitwillig gegen ihren Körper vorzugehen. Und dadurch drehen sie nicht nur ihrer Weiblichkeit, sondern auch ihrem Natürlichsein den Hahn ab.

Noble Kriegsführung

Und schließlich fragte ich mich, warum wir uns denn überhaupt am Wettkampfgedanken orientieren, gegeneinander antreten und kämpfen, uns schlagen, andere und uns selbst besiegen müssen.

Und da stieß ich darauf, dass die Menschheitsgeschichte eine Geschichte des Kampfes gegen andere Menschen ist, eine Geschichte von Kriegen, die vom Mann – und nein, nicht von der Frau – über mehrere tausend Jahre geführt wurden. In meinen Augen ist das Wettkampf- und Siegesdenken im Sport nichts anderes als ein Ersatz fürs Kriegführen, das in den Sportarenen der Welt ausgetragen wird. Die noble Olympiaidee mag sich toll und fair anhören, macht aber aus bewegungstalentierten Menschen Kämpfer und Kämpferinnen, die ihre Körper übergehen, um zu siegen. Und mehr noch: Dafür sind sie sogar bereit, ihrem Körper schädigende Drogen zuzuführen, weil die Leistungen der Sieger mit einem gesunden, ungedopten Körper gar nicht erreicht werden können. Das selbstzerstörerische Vorgehen gegen den Körper im Wettkampfsport hat viele Gesichter.

So viele GEGEN

Vielleicht haben Sie sich gefragt, warum ich hier so sehr ins Detail gehe und nicht viel früher mit How-to-Lösungen aufwarte. Genau. Das hat einen Grund. Ich habe das getan, weil all diese Faktoren unsere Beziehung zum Bewegen prägen und sogar dafür verantwortlich sind, dass wir unser selbstverständliches Potenzial für ein natürliches Bewegen aufgeben. Was uns so fern zu sein scheint, beeinflusst uns mehr, als wir glauben. Die Akzeptanz des Vorgehens gegen den Körper und gegen dessen Eigenempfinden ist in dem einseitig leistungsorientierten Klima menschlichen Zusammenlebens so sehr zur Normalität geworden, dass sie sogar in die persönlichen körperlichen Prozesse eingreift.

Und das lassen Sie sich einmal auf der Zunge zergehen! Die vom gewinngetriebenen Alpha-Mann produzierte Lust am Siegen, sein Trieb nach Kampf und dem Bezwingen anderer arbeitet sich sogar bis in unsere eigenen Vorlieben und Hobbys, in unsere Bewegungen, unseren Selbstausdruck als Mensch und schließlich in unsere Gesundheit vor. Und das stellt uns Frauen, wenn wir uns auf unser natürliches Bewegungsempfinden besinnen möchten, vor eine ziemlich große Aufgabe. Denn: Diese besteht darin, jeglichen „Geist" des Gegen aus unserem Denken zu entlassen.

Testen Sie jetzt einmal, inwiefern sich das Gegen-Denken in Ihr Bewegen eingeschlichen hat. Und schauen Sie außerdem, was ein FÜR mit Ihnen macht.

BEWEG.GRÜNDE

Die FÜR-Frage

1. Untersuchen Sie, ob Sie sich FÜR, also im Sinne Ihres Körpers bewegen, FÜR ihn laufen, rudern, schwimmen, sprinten oder radeln. Falls noch nicht: Tragen Sie dieses FÜR in jegliches Bewegen hinein.

2. Falls Sie zu den sich nicht bewegenden Frauen gehören: Würde die Einführung des FÜR-sich-Bewegens Ihren Zugang zu Bewegung verändern?

4

Die vier Bewegungstypinnen

Tendenzen

Nachdem wir jetzt dazu übergehen, alles GEGEN, das Vorgehen gegen den Körper hinter uns zurückzulassen, schlagen wir die Brücke zum Bewegen im Einklang mit dem Körper. Wir schauen uns an, welche vier Frauentypinnen sich vor dem Hintergrund von Für oder Gegen herausgebildet haben und welche auf das FÜR ausgerichteten Aspekte ihnen zugute kämen.

Grundsätzlich bin ich kein Fan davon, Menschen in Typen einzuteilen, weil unsere Körper einzigartig und unvergleichbar sind. Doch in den Reaktionen von Frauen gibt es sehr viele Gemeinsamkeiten, die sich tatsächlich in vier Gruppen einteilen lassen. Und dementsprechend sind dann die Anregungen, die ich den Frauen geben möchte.

Frauen im Extrem

Zum einen sehe ich diejenigen Frauen, die sich vom Bewegen abgewandt haben, weil sie weder Erfüllung noch Freude daran haben und im Extrem nicht selten in der Lethargie und Trägheit ankommen. Ich nenne sie hier einmal die „Bewegungsmuffelinnen". Und es gibt eine Gruppe von

Frauen, die sich generell gern bewegen würden, es aber nicht tun, weil sie durch ihre Mehrfachbelastung chronisch erschöpft sind, nicht genug Energiereserven dafür übrig und keine Zeit haben. Dazu zählen insbesondere Mütter, berufstätige Frauen oder Familienmanagerinnen, die sich nur danach sehnen, am Abend endlich die Füße hochlegen zu können. Bewegen? Klingt gut. Doch im konkreten Fall ist es einfach nicht mehr drin. Ich nenne sie hier die „Ich-würde-gern-Bewegerinnen".

Mit dem Gegen vertraut

Demgegenüber steht die Gruppe der superaktiven Frauen, die das exzessive Trainieren und Disziplinieren des Körpers zu ihrem Ideal gemacht haben, was im Extremfall in Hyperaktivität und Workout-Sucht münden kann. Diese Frauen unterteile ich noch einmal in die „Superaktivfrauen" und die „Extremsportlerinnen", weil sich ihre Ansätze unterscheiden. Um diese werden wir uns als Erstes kümmern. Schauen wir uns die „Beweggründe" von Frauen an, die ihren Körper trimmen, triezen, stählen und disziplinieren, zuerst etwas näher an. Außerdem fasse ich zusammen, welche Aspekte sie zukünftig fördern können.

Superaktivfrauen im Extrem

Den Superaktivfrauen habe ich diesen Namen gegeben, weil Aktivität als solche ihr Leben bestimmt. Sie fühlen sich in der Aktion am wohlsten, halten sich am liebsten beschäftigt und füllen ihre Zeit gern mit intensiver Bewegung und sportlicher Betätigung aus. Bei den Superaktivfrauen ist die Frage weniger, was sie bewegungsbezogen machen und wofür sie sich entscheiden. Wichtiger ist vielmehr, WIE sie sich bewegen und WIE sie ihre Aktivitäten ausfüllen. Und da tauchen bei den Superaktivfrauen allerhand Fragezeichen auf. Viele von ihnen haben nämlich, obwohl sie sich intensiv bewegen, keinen Bezug zu ihrem natürlichen Bewegungsbedürfnis und auch nicht zu den Signalen ihres Körpers. In ihrem Kopf dominiert das Schaffen, Erreichen und Durchhalten. Das Leisten, das Sich-Überbieten und oft auch Regelmäßigkeit sind für sie attraktiv.

Alibi-Bewegerinnen

Viele von ihnen sind auch sogenannte „Alibibewegerinnen", also Frauen, die nur in Gang kommen, um ihr schlechtes Gewissen zu beruhigen und sich sagen zu können, dass sie fleißig sind und etwas leisten.

Ich habe nicht nur durch meine therapeutische Arbeit, sondern auch durch meine eigene Zeit im Sport ziemlich viele solcher Frauen kennengelernt und verstehe deren Antrieb sehr gut. Nicht wenige von ihnen, die sich regelmäßig an Workout-Maschinen stählen, wollen auf ihrer To-do-Liste einfach nur den Punkt „Heute bewegt" abhaken. Sie fühlen sich hinterher tatsächlich wohler, aber nicht, weil ihnen das Bewegen eine Erfüllung verschafft hat. Sie gehen nachher nur deshalb entspannter nach Hause, weil sie fleißig gewesen sind und ihr Gewissen beruhigt haben. Und dann gibt es noch Frauen, die nichts anderes kennen, als sich einzig durch Sport und Körpertraining das Gefühl des Befriedigtseins zu geben.

Superaktivistinnen

Im Studium begegnete ich beispielsweise Jane, die sich täglich im Schwimmen triezte. Einmal gestand sie mir bei einem Glas

Wein, dass sie nichts anderes kannte, als zu schwimmen. Sie habe keine andere Möglichkeit, als sich selbst durch leistungsbezogene Bewegung und entsprechende Erfolge zu beweisen, dass sie gut und zu etwas nutze sei. Ihr ganzes Selbstbild würde zusammenbrechen, sollte sie einmal nicht mehr auf dem Siegertreppchen stehen.

Irina, eine Kraftathletin, sah ein extremes Krafttraining sogar als Offenbarung an. Erst seitdem sie hart trainiere und mehrmals die Woche einen Personal Trainer sehe, habe sie das Gefühl, „richtig" und ein „respektierter Mensch" zu sein. Vorher war sie wie Luft für andere, während sie nun deren Anerkennung genoss.

Und schließlich Steffi, eine erfolgreiche Langstreckenläuferin, die aber einzig deshalb lief, weil sie das Abbrechen und Stehenblieben nicht über sich brachte. Würde sie ihrem Körper gehorchen und aufhören, könnte sie auch vor sich selbst nicht mehr gerade stehen. Dennoch träumte sie von nichts anderem.

Exercise-Addiction

Und da gelangen wir an die Schwelle zur sogenannten *„Exercise-Addiction",* auch Workout-Sucht genannt. Dies ist keine Spezialität des Mannes, sondern vorwiegend eine der Frau. Frauen steigern sich so sehr ins Aktivsein und in das Erreichen bestimmter Trainingsergebnisse hinein, dass sie davon nicht mehr loskommen und ihr Leben davon abhängig machen. Wenn Sie sich durch ein ausgeklügeltes Fitnessregime einmal Ihre Traumfigur antrainiert haben oder sich über diese Ergebnisse sogar als Mensch definieren, muss das Ergebnis ja auch erhalten bleiben. Wer sich in dieses Rad einmal hineinbegeben hat, kann nicht einfach eines Tages aussteigen und lockerlassen.

Damit wir uns hier nicht falsch verstehen: Workout-Süchtige sind nicht nur davon überzeugt, dass sie regelmäßige Workouts brauchen, um sich wohlzufühlen. Sie glauben, dass sie ohne ein bestimmtes Workout-Regime nicht existieren können und hassen es, wenn ihr Körper Fett ansetzt und nur die geringste Rundung zeigt. Hier geht es also nicht um ein oder zwei Fitnessstudiobesuche mit hoher Intensität pro Woche. Ich spreche hier von zwanghaften täglichen Workouts oder sogar zweimal täglich stattfindenden Fitness-Regimes. Diese stehen nicht selten im Kontext mit Essstörungen und dem Hass auf die eigene Weiblichkeit.

Cindy

Ich erinnere mich an Cindy, die sich ihre Sucht erst nach langer Zeit eingestand. Ihre größte Angst bestand darin, nur ein kleinstes Röllchen weichen Gewebes an ihrem Körper zu finden. Ihre Regelblutung war seit Jahren ausgeblieben. Wenn diese sich zurückmeldete, war das für Cindy ein sicheres Zeichen dafür, dass ihr Training zu lasch war und sie die Intensität steigern musste. Nur mit einem fleischlosen, durchtrainierten Körper mit 52 Kilo bei 1,64 Meter Körpergröße fühlte sie sich wohl. Alles, was darüber lag, konnte sie im Spiegel nicht ertragen. Wie viele an solch massive Workouts gewöhnte Frauen nahm Cindy nur Nahrung zu sich, wenn sie trainierte. Ihre Verdauungsfunktion war seit langem gestört und sie litt unter wiederkehrenden Magenschmerzen. Freude? Cindy sah mich damals fragend an, als ich sie nach diesem Aspekt fragte. Sie schüttelte den Kopf. Wie konnte sie Freude an dem Ganzen haben? Das Wichtigste war, dass der Körper in Form blieb.

Der Rebound

Frauen, die sich in eine solche Lage gebracht haben, treiben die extremen Workouts immer weiter und brauchen diese irgendwann in einer bestimmten Intensität wie die Luft zum Leben. Sie wissen instinktiv sehr gut, dass der Körper sich seine Eigenregulation mittels des Jojo-Effekts sofort zurückholen würde, wenn sie ihm nur die winzigste Chance dazu einräumten. Ganz klar: Wenn er so massiv in die Enge getrieben wird, sitzt er regelrecht in den Startlöchern, um einzuklagen, was er entbehrt. Also lassen workoutsüchtige Frauen ihrem Körper keine Chance, Fett anzusammeln, Kurven zu entwickeln oder Schwäche zu zeigen. Wenn das geschieht, verfallen sie in eine Art Panik, die in schwere seelische Krisen münden kann. Deshalb wird das Trainingsregime lückenlos eingehalten, sodass sich der Körper nie ausregulieren, Jojo-Effekte entwickeln oder sich mit einem FÜR anfreunden kann.

Große Extreme, kleine Fallen

Ich weiß. Bei der *Exercise-Addiction* handelt es sich um ein Extrem. Doch Extreme sind oft gute Beispiele, um die abgeschwächteren Ausläufer ein und derselben Sache sehen zu können. Es gibt nämlich viele Frauen, die körperliche Aktivitäten nicht deshalb betreiben, weil sie Freude am Tun haben und im Bewegen Erfüllung finden. Sie unterziehen sich einem Trainingsregime, weil sie sich nachher perfekter fühlen, sich bezwungen, Stärke und Disziplin bewiesen haben oder einer genormten Figur näherkommen. Darauf gehe ich im Freude-Kapitel noch ein.

Und schließlich muss es gar nicht das Extrem sein, um die Reaktionsweise der Superaktivfrauen zu bedienen. Ob im

Extrem, abgeschwächt oder versteckt, hier sind die sieben Bewegungstipps für die Superaktivfrauen.

FEDERLEICHT.INSPIRATION

Die 7 Tipps für Superaktivfrauen

. Nehmen Sie zu Ihrem Körper Kontakt auf, wenn Sie aktiv sind und werden Sie sich des Hastens, Sich-Pushens und Rastlosseins bewusst.

. Spielen Sie mit Ihrer Bewegungsgeschwindigkeit.
Wenn Sie es eilig haben, halbieren Sie diese, wenn möglich.

. Fragen Sie sich, welchen Gewinn Sie aus Eile, Hast und Rastlosigkeit ziehen.

. Reflektieren Sie, wann und wodurch Sie das Immer-Aktivsein gelernt haben.

. Halten Sie sich ab und zu ein Kind vor Augen und spielen Sie mit der Idee, sich wie dieses zu bewegen. Bringt Ihr Bewegen ein Lächeln in Ihr Herz?

. Klären Sie immer wieder die FÜR-oder-GEGEN-Frage!

. Gehen Sie dazu über, Ihrem Körper als Freundin zu begegnen.

Die Extremsportlerinnen

Der Unterschied zu den Superaktivfrauen ist, dass bei den Extremsportlerinnen tatsächlich das sport- und wettkampfbezogene Extrem zählt: Das Überbieten von Gesetztem und das Erreichen von Superlativen stehen im Vordergrund. Der Vergleich ist wichtig. Und ein gewisser Kitzel, das Risiko, der Sog des Limits zieht sie an.

Die Frauen, die ich hier unter dem Begriff Extremsportlerinnen zusammenfasse, mischen oft in klassischen Männersportarten wie Triathlon, Bodybuilding, Kugelstoßen, Boxen, Sportklettern oder Kickboxen mit. Indem sie ihren Körper mit einem männlichen Muskelrelief ausstatten, hoffen sie darauf, dass ihnen derselbe Wert zugemessen wird, den der leistungsorientierte Mann innerhalb der Gesellschaft genießt.

Und ja: Gern baden sie sich in der Bewunderung durch andere. Sie fühlen sich dann am großartigsten, wenn andere sagen: „Mensch, du als Frau kannst so etwas …?" Es überrascht mich immer wieder aufs Neue, warum Frauen sich einem rigiden Bewegungsjoch unterwerfen und ihren Körper Grenzbelastungen aussetzen.

Ade Sensibilität!

Doch ich habe noch nie, und das muss ich hier wirklich glasklar sagen, eine Frau im Leistungs- und Extremsport gefunden, die einen empfindungsbereiten, empfänglichen Körper hatte, sensomotorisch beweglich und flexibel war und sich entsprechend ihrer inneren Bedürfnisse ein ausgewogenes Bewegungs-Ruhe-Verhältnis schaffen konnte.

Stattdessen haben die meisten Frauen, die sich stählen und in der Selbstüberwindung schulen, den sieben Eigenschaften, die natürlicher Bewegung innewohnen, komplett den Rücken zugedreht. Es ist zu ihrem Grundsatz geworden, ihren Körper beliebig zu erziehen und ihn ständiger Kontrolle zu unterziehen. Ihr Lohn liegt im Schaffen, im Geschaffthaben und im Geschafftsein, also in Qualitäten, mit denen sie sich besser oder anerkannter zu fühlen meinen.

Rückzug versperrt?

Falls es passiert, dass eine „Extremsportlerin" beschließt, aus Verletzungs- oder Altersgründen oder wegen einer Schwangerschaft den Rückweg antreten zu müssen und mit ihrem Körper freundlicher umzugehen, zeigen sich zwei deutliche Tendenzen. Die einen entwickeln starke Widerstände, weil ihr Selbstbild ins Wanken gerät. Sie haben in ihre athletische Karriere und das Spiel mit dem Extrem so viel investiert, dass nichts übrigbliebe, was ihnen dieselbe Befriedigung verschaffte. Ihr Leben bestünde plötzlich nur noch aus Leere.

Und dann gibt es die „Aussteigerinnen", die einfach aufatmen. Endlich! Endlich ist es vorbei! Viele von ihnen haben sich seit Langem danach gesehnt und waren viele Male nah dran, das Handtuch zu werfen. Sie wussten instinktiv, dass sie immerzu gegen sich und ihren Körper vorgegangen waren, aber genau dies nicht lassen konnten.

Für sie beginnt nun eine vollkommen neue Ära. Sobald sie ihren Körper besser kennenlernen und plötzlich FÜR ihn sprechen, können sie mitunter kaum glauben, was sie versäumt haben und was es alles nachzuholen gibt.

FEDERLEICHT.INSPIRATION

Die 7 Tipps für Extremsportlerinnen

. Machen Sie sich klar, was genau es ist, das Sie am Extrem reizt. Schauen Sie, ob Sie diesen Gewinn auch aus körperfreundlicheren Aktivitäten ziehen könnten.

. Stellen Sie sich beim Aktivsein die FÜR-oder-GEGEN-Frage.

. Investieren Sie viel Zeit ins Erspüren der wahren Bedürfnisse Ihres Körpers. Wenn möglich, folgen Sie diesen.

. Legen Sie Wert auf körperliche Berührung. Lassen Sie sich berühren, ob im Wellnessbereich, in Beziehungen zu anderen Menschen oder beim Sex.

. Befassen Sie sich mit Ihren Emotionen in all ihren Facetten und erkennen Sie diese an.

. Finden Sie Aktivitäten, die Ihre Weiblichkeit betonen und öffnen Sie sich feinsinnigem Genuss.

. Nehmen Sie Ihren Körper als Ihren Lebensspender wahr, der Ihnen ein sicheres Zuhause zum Wohlfühlen gibt.

Die Ich-würde-gern-Bewegerinnen

Machen wir weiter mit den Ich-würde-gern-Frauen, deren Bewegungswelt eine ganze andere als die der hyperaktiven Frauen ist.

Tatsächlich kenne ich ziemlich viele Frauen, die sich gern bewegen würden, weil sie fühlen, dass Bewegung zum Leben gehört und das Nichtbewegen sich nicht wirklich gut anfühlt. Auch wenn sie es nicht so formulieren, bemerken sie instinktiv, dass sie eine gewisse Bewegung-Ruhe-Balance brauchen, diese aber zum Pol der Ruhe verschoben ist. Das mag an ihrem Job liegen, an ihrem Lebensstil, der Mehrfachbelastung als Mutter oder an körperlichen Symptomen, die sich eingeschlichen haben. Sie möchten gern ... Sie würden gern ... Doch! Immer kommt etwas dazwischen und ihnen in die Quere. Irgendetwas hält sie davon ab, ihren Körper zu bewegen.

Deshalb laufen sie nicht selten mit einem ewig schlechten Gewissen herum. Immerfort tröten die inneren Stimmen in ihrem Kopf „Ich sollte ... !" und „Ich müsste eigentlich ... !" Schließlich tadeln sich die Ich-würde-gern-Frauen für ihre Faulheit und den Mangel an Passion, weil sie meinen, Gewicht verlieren, das Herz belasten und etwas für eine bessere Figur tun zu müssen. Zumeist ist die Liste im Kopf mit Gründen dafür, dass sie sich mehr bewegen sollten, sehr, sehr lang.

Intuitives

Doch was wirklich hinter dem Geschehen steckt, ist oftmals etwas sehr anderes. Auch wenn es den meisten Ich-würde-gern-Frauen nicht bewusst ist, spüren sie, dass an dem pauschalen Fitness-Hype etwas nicht stimmt. Während sie sich vom Selbstüberwinden nicht angezogen fühlen, haben sie zumeist auch kein Interesse am Gegen-sich-Kämpfen und stimmen auch in die allgemeine Leistungsobsession nicht mit ein. Ihre Intuition für ihre Bedürfnisse ist also oftmals wach.

Und jetzt werden Sie vielleicht staunen. Die meisten *Ich-würde-gern-Bewegerinnen* sind nämlich ihrem natürlichen Bewegungsverständnis viel näher als sie denken. Sie bemerken, dass Bewegung gut wäre und der Überhang an Passivität nicht stimmt. Doch sie haben die zu ihnen passende Form noch nicht gefunden, mit der sie das Bewegen und das Erfülltsein miteinander in Einklang bringen können. Sie suchen nach etwas, mit dem sie sich zum einen ausleben, zum anderen aber auch in Balance erleben können.

Gute Voraussetzungen!

Und noch etwas habe ich beobachtet! Viele der Ich-würde-gern-Frauen sind auf sensomotorischer Ebene wesentlich lebendiger als die Bewegungsaktivistinnen. Tatsache! Obwohl sie dem Bewegen mehr oder weniger den Rücken gekehrt haben oder sich nur sporadisch bewegen, verfügen sie gar nicht so selten über mehr sensomotorisch abrufbare Fähigkeiten als beispielsweise diejenigen Frauen, die ihre Muskeln stählen und ihren Körper gezielt trainieren. Ich würde einige von ihnen sogar als motorisch talentiert oder als sensorische Feinschmeckerinnen bezeichnen, ja, tatsächlich als Frauen, die dem Natürlichen noch am nächsten sind.

Deshalb steht vor jeder Ich-würde-gern-Frau die Aufgabe, Bewegungsmöglichkeiten zu finden, die zu ihrer Konstitution passen, ihr Körpergefühl ansprechen und es schließlich zum Blühen bringen.

FEDERLEICHT.INSPIRATION

Die 7 Tipps für Ich-würde-gern-Bewegerinnen

. Nehmen Sie wahr, wenn die Ich-würde-gern-Gedanken auf-
tauchen und wie Sie sich dabei fühlen. Was würden Sie am
liebsten tun? Wenn möglich, tun Sie es sofort.

. Nehmen Sie sooft wie möglich Kontakt zu Ihrem Körper auf
und fühlen Sie ihn, egal, was er sagt.

. Vertrauen Sie Ihrem Bauchgefühl und Ihrer Intuition.

. Erinnern Sie sich, bei welchen Bewegungen Sie sich als Kind
am wohlsten gefühlt haben und greifen Sie, wenn möglich,
darauf zurück.

. Ordnen Sie die Gewissensbisse als einen Ausdruck dessen ein,
dass Sie in einem Zwiespalt zwischen äußerer Erwartung
und eigenem Erleben stecken. Befreien Sie sich aus diesem.

. Entscheiden Sie sich unbedingt FÜR Ihren Körper, egal welches
Bedürfnis er anmeldet und was er will.

. Sagen Sie Ihrem Körper sooft wie möglich ein Dankeschön,
dass er Sie in jeder Ich-würde-gern-aber-Situation an Ihr feines
Eigengefühl erinnert.

Die „Bewegungsmuffelinnen"

Und schließlich kommen wir zu den Frauen, die ein weiteres Extrem bedienen und sich vom Bewegen und einem befriedigenden Bewegungsempfinden distanziert haben: die Bewegungsmuffelinnen.

Die Bewegungsmuffelin hat aufgegeben, führt ihr Leben als Couch-Potato oder ist in ihrem Lebensstil so eingefroren, dass er Bewegung und Bewegtsein nahezu ausschließt. Ein großer Teil der Frauen hadert mit der Figur, leidet unter Übergewicht und fühlt sich weit weg von der Möglichkeit, sich dem Bewegen wieder zu öffnen.

Doch so untalentiert, wie es auf den ersten Blick aussehen mag, sind Frauen, die ich als Muffelinnen bezeichne, nicht unbedingt. Im Gegenteil, sie verstehen mehr vom Bewegen als man vermuten kann. Und das lässt sich relativ leicht nachvollziehen.

Das Dahinter verstehen

Viele der Bewegungsmuffelinnen haben dem Bewegen den Rücken gekehrt, eben weil sie sich mit dem genormten Bewegen nicht gutgefühlt haben, ihre natürlichen Prämissen nicht ausleben und dem Bewegen nichts Angenehmes mehr abgewinnen konnten. Viele von ihnen schauen auf ungute Erfahrungen mit ihrem Körper zurück, sind entweder sehr früh zum Zurückhalten von Bewegung verdonnert oder aber ins leistungsbezogene Bewegen gepuscht worden.

Und das ist keine Theorie! Ich habe einmal mit Kindern gearbeitet, die allesamt als motorisch ungeschickt, übergewichtig oder teilweise sogar als retardiert und autistisch galten. Und wissen Sie was? Viele von ihnen hatten ein sehr ausgeprägtes, sogar feines Gespür für Bewegung, nur dass dies von niemandem geschätzt oder anerkannt wurde. Sie scheiterten und wandten sich vom Bewegen genau in dem Moment ab, als sie sich mit anderen Kindern messen sollten, bestimmte Ziele erreichen und Stärke beweisen mussten. Einige von ihnen berichteten von einschneidenden Erlebnissen, als sie für ihr Bewegungsempfinden blamiert, bloßgestellt oder als Loser herausgestellt wurden.

Wieder erinnern

Die Arbeit mit den verschiedenen Bewegungstypinnen und besonders meine Erfahrungen mit Frauen, die unter die Kategorie der Bewegungsmuffelinnen fallen, haben mich zu einer wichtigen Erkenntnis gebracht: Diejenigen Frauen, die auf den ersten Blick kaum athletisch, sportlich oder bewegungsgewandt wirken, können durchaus sehr vertraut mit ihrer Ursprünglichkeit und ihrer bewegungsbezogenen Natur sein. Doch sie halten sich zurück oder genießen kaum Anerkennung dafür, weil ihr Verhältnis zu Bewegung im allgemeinen Verständnis nicht zählt.

Deshalb ist es für die Bewegungsmuffelinnen extrem wichtig, dass sie sich diesen Punkt vergegenwärtigen, sich an ihr feines Empfinden für ihren Körper erinnern, zu diesem wieder Kontakt aufnehmen und so ihren Selbstwert stärken.

FEDERLEICHT.INSPIRATION

Die 7 Tipps für Bewegungsmuffelinnen

. Schauen Sie zurück und arbeiten Sie genau den Moment oder die Momente heraus, in denen Sie sich von Ihrem Körperempfinden abgewandt haben.

. Machen Sie sich klar, was und welche Bedingungen Sie bräuchten, um an Ihr Bewegungsempfinden wieder anzuschließen.

. Beginnen Sie, kleinste und feinste Bewegungen zu proben und behutsam zu erweitern.

. Vertrauen Sie auf Ihre Intuition und Ihr Gespür für sich selbst, während Sie sich dem Thema Bewegung annähern.

. Kommunizieren Sie mit ihrem Körper. Sprechen Sie mit ihm. Fragen Sie ihn, was er braucht. Und hören Sie auf seine Antworten.

. Lassen Sie sich helfen. Finden Sie Menschen, die Ihnen die Hand reichen und Sie bei der sanften Annäherung an Bewegung unterstützen.

. Veranstalten Sie für Ihren Körper eine kleine Feier oder ein persönliches Ritual. Zelebrieren Sie, dass Ihr Körper zu einem natürlichen Bewegungsrepertoire zurückfinden kann.

Señora Marina

Wie Dinge aussehen oder im Außen wirken, muss also nicht immer mit dem übereinstimmen, das wirklich ist, oder den Potenzialen entsprechen, die Frauen haben. Genauso wie die Bewegungsmuffelin mehr von Bewegungskoordination verstehen kann als die Extremsportlerin, kommt es vor, dass die Ich-würde-gern-Frau ein natürlicheres Verhältnis zum Bewegen hat als die Superaktivfrau. Und das erinnert mich an eine Geschichte.

Als ich für ein paar Jahre in Spanien lebte, mietete ich eine Wohnung bei Señora Marina. Sie war eine couragierte Frau mit einem kräftigen, ja stämmig wirkenden Körperbau und nahm die Dinge des Lebens gern in die eigene Hand. Sie war mit einem kleinen zierlichen Mann verheiratet, der seine Frau nach 40 Jahren Ehe noch immer mit leuchtenden Augen ansah, aber im täglichen Agieren eher eine untergeordnete Rolle spielte. Señora Marina gab klar den Ton an.

Und nein! Niemals hätte ich diese Frau mit so etwas wie einem motorischem Feingefühl in Verbindung gebracht. Doch an einem Abend konnte ich mich vom Gegenteil überzeugen. Während eines Spaziergangs geriet ich zufällig in eine Geburtstagsfeier hinein, bei der die Gäste freudig tanzten, sangen, aßen und tranken. Und mittendrin sah ich plötzlich Señora Marina mit ihrem Mann. Ich traute meinen Augen nicht! Sie tanzte enthusiastisch, strahlte und bewegte sich feinfühlig und unglaublich geschickt. Später, als die Band die Musik wechselte, nahm sie Kastagnetten zur Hand und legte einen waschechten Flamenco aufs Parkett. Obwohl die Knöpfe ihrer Bluse spannten und sie enorm schwitzte, war ihr Tanz eine Augenweide. Als ich sie am nächsten Tag im Dorf traf, war sie wieder in ihre „Unverwüstliche-Frau-Rolle" zurückgeschlüpft. Sie lächelte verschmitzt, als ich ihr von meiner Bewunderung erzählte.

Wie Sie sehen, ist das Thema Bewegung keines, das Schwarzweißmalerei erlaubt. Das, was wir an anderen von außen sehen, ist so gut wie nie das, was wirklich mit der inneren Bewegungswelt übereinstimmt. Ebenso wenig wie eine Superathletin koordinativ gewandt und feinfühlig sein muss, ist es auch nicht automatisch so, dass eine Frau mit voluminöserem Körper keine Ahnung von Bewegung hat.

Der Zwiespalt

Ob Superaktivfrauen oder Extremsportlerinnen, Ich-würde-gern-Frauen oder Bewegungsmuffelinnen, ihr Verhältnis zum Thema Bewegen spiegelt zum wiederholten Mal den globalen Körperkonflikt der modernen Frau wider: Weil wir in einer ergebnisorientierten und auf das Äußere fokussierten Welt leben, wird Bewegung nur dann als solche anerkannt, wenn sie leistungsbezogen ist, einen Zweck erfüllt und ja, bei Frauen zu einer guten Figur und einem attraktiven Erscheinungsbild führt. Indem die Frauen mit der Athletenfigur, die Sportlerinnen, Superyoginis, Fitnessanbeterinnen, Leistungstänzerinnen, die Tanzwettbewerbssiegerinnen und Extremsportlerinnen in den Blickpunkt rücken, geraten Frauen mit einem feinen und natürlichen, aber unsichtbaren Körperverständnis komplett ins Hintertreffen. Das Schlimme ist, dass sie letzten Endes selbst daran glauben, dass ihr Körper für nichts gut ist und sie vom Bewegen keine Ahnung haben. Auf diese Weise vergeben viele von ihnen die Chance, sich befriedigend auszudrücken und ihr ursprünglich positives Verhältnis zur Bewegung auszuleben.

Freundlich in Kontakt kommen

Deshalb muss ich im Hinblick auf die nächsten Abschnitte etwas deutlich machen: Wenn wir uns im Folgenden um die Bewegung, das Bewegen und Bewegtsein kümmern, geht es nicht darum, dass ich Sie zum häufigeren Joggen, Walken, Schwimmen, Workout oder Yoga überreden möchte. Auch wenn das am Ende herauskommen könnte, wird es hier nicht im Mittelpunkt stehen.

Vielmehr möchte ich Ihren Fokus darauf lenken, dass Sie sich an Ihr natürliches Bewegungsgefühl anschließen, an genau jenes, das Sie empfindungssicher und bewegungsfreudig statt anfällig für äußere Maßgaben macht. Und dafür drehen Sie jetzt einmal den Fokus Ihrer Aufmerksamkeit herum, lassen den Verstand in den Hintergrund treten und verbinden sich mit Ihrer Gefühlswelt. Das hilft Ihnen, Ihren Körper nicht als einen Leistungserbringer, sondern als die Quelle Ihres Selbstausdrucks zu sehen, die immer in Ihnen sprudelt.

FEDERLEICHT.INSPIRATION

Meditatives: Dem Eigenempfinden folgen

Sie können sitzen oder liegen. Wichtig ist, dass Sie sich in Ihrer Position wohlfühlen. Stellen Sie sich einen Timer auf sieben Minuten. Sie können aber auch ohne Zeitvorgabe in sich hineinspüren.

Legen Sie die linke Hand locker auf Ihr Brustbein, während Sie die rechte auf Ihrem Nabel ruhen lassen.

Spüren Sie die Berührungsflächen Ihrer beiden Hände auf dem Körper und nehmen Sie die Atembewegung wahr, die dort fühlbar ist.

Fühlen Sie sich jetzt immer mehr in das Innere Ihrer Körpermitte ein und laden Sie die Intention ein, Ihr Bewegen zukünftig aus Ihrem Eigenempfinden heraus zu organisieren. Während Ihr Verstand ruhen darf, öffnen Sie sich dem Gefühl, sich immer mehr aus Ihrer inneren, körperlichen Wahrheit heraus zu bewegen.

Verweilen Sie so lange, bis der Timer tönt, oder aber so lange, wie Sie möchten.

5|

Yippie!
Bewegungsfreude ist der Schlüssel!

Neustart

Nachdem klar geworden ist, dass unser Bewegen unserem Eigenempfinden und unserer Natur entsprechen soll, schauen wir einmal, wie das funktionieren kann.

Sie haben jetzt die Chance, Ihre Bewegungsgeschichte von Neuem aufzurollen: Indem Sie sich an einem körperfreundlichen, natürlichen Aktivsein orientieren, dürfen Sie Ihre persönliche Beziehung zum Bewegen so gestalten, wie sie Ihrer Konstitution entspricht und für Sie persönlich stimmig ist. Alle unnatürlichen Gewohnheiten, Ihr schlechtes Gewissen und „Sollte" und „Müsste" in Ihrem Kopf dürfen Sie hinter sich zurück lassen. Es ist längst an der Zeit, dass Ihr Körper nach seinen eigenen Prämissen lebt.

Veränderung wagen

Natürlich hat ihr Organismus Erfahrungen gemacht, die Sie nicht rückgängig machen können. Wenn es jetzt um das Bewusstwerden geht, passiert es mitunter, dass Ihnen diese umso deutlicher werden. Menschen, die sich plötzlich bewusster mit ihrem Körper auseinandersetzen, haben oft den Eindruck, dass sie ihre Entscheidungen leichter treffen konnten, als sie sich noch nicht für Wahrheiten, Erkenntnisse und Hintergründe ihrer Innenwelt interessierten.

Doch das ist nur eine Begleiterscheinung, wenn Neues sich den Weg bahnt. Erstens können Sie Ihre gesamte Bewegungshistorie als Erfahrungsschatz zu Ihrem Vorteil einsetzen. Schließlich wissen Sie schon, was für Sie passt, nicht wirklich hinhaut oder vollkommen danebengeht. Und zweitens können Sie hinzulernen. Sie haben die Freiheit, neue und natürlichere Erfahrungen zu machen, die mit Ihrem Körper harmonieren. Und diese lassen die alten allmählich verblassen. Gottseidank ist unser Gehirn ja plastisch. Es kann sich formen und hat die wundersame Eigenschaft, besonders die Bewegungsimpulse mit Aufmerksamkeit zu belohnen, die mit unserer Physiologie harmonieren und sich organisch befriedigend anfühlen. Winken Sie nicht ab! Ja. So etwas ist möglich.

Bewegungsharmonie

Nehmen wir gleich einmal eine Übung her, durch die Sie sich sofort in Harmonie mit Ihrem Körper fühlen können. Legen Sie das Buch für einen Moment beiseite und versetzen sich in die Lage einer schnurrenden Katze, die eine Meisterin im genussvollen Bewegen ist.

FEDERLEICHT.INSPIRATION

Der intuitive Cat-Stretch

Nehmen Sie sich die Bewegungen einer schnurrenden Katze zum Vorbild, wenn Sie jetzt Ihren ganzen Körper genüsslich strecken, recken, räkeln und dehnen. Dieser Cat-Stretch kann mitunter mehr bewirken als eine professionell angeleitete Stretch- oder Yoga-stunde, und zwar deshalb, weil Sie Ihren Cat-Stretch genauso wie eine Katze ausführen: Diese macht niemals zu wenig und niemals zu viel.

Den Cat-Stretch können Sie machen, bevor Sie morgens aufstehen, wenn Sie Ihre Arbeit kurz unterbrechen, Ihre Mittagspause haben oder von der Arbeit nach Hause kommen. Wann immer Sie bemerken, dass Ihr Körper sich eingesteift oder schwerfällig anfühlt und eigentlich Bewegung bräuchte, strecken Sie sich erst einmal aus! Behalten Sie die Geschmeidigkeit einer Katze im Auge!

Und: Mit jedem Cat-Stretch werden Sie feinfühliger, weil das Recken und Strecken Ihr Gewebe geschmeidiger macht, die Sinnesrezep-toren anregt und dadurch die Körperwahrnehmung erhöht.

Körperfreuden

Genau diese freundliche Weise, mit der Sie sich soeben gestreckt haben, lassen wir in alles einfließen, was folgt. In diesem Kapitel geht es nämlich um eine ganz besondere Qualität, die Ihnen nicht nur als Anhaltspunkt beim Erinnern an Ihre Natur dienen wird: um die Freude am Bewegen. Vielleicht ziehen Sie jetzt Ihre Augenbrauen hoch oder zucken mit den Schultern. Freude? Ja, die hätten Sie gerne. Oder Sie wissen, dass es diese einmal gab, aber in Ihrem Erleben taucht sie immer seltener auf.

Weil ich von vielen Frauen höre, dass die Bewegungsfreude nicht das erste ist, was ihnen in Sachen Bewegung einfällt, werden wir uns hier Zeit nehmen, diese willkommen zu heißen. Mittels zahlreicher praktischer Übungen, öffnen wir der Freude am Bewegen aus verschiedenen Richtungen die Tür, sodass sie sich immer mehr eingeladen fühlt. Und dann sehen wir, ob sie sich in Ihr Bewegen schlängelt, sich winzige Freudenmomente einstellen, Ihnen Freudensprünge passieren oder sogar Freudentränen kullern.

Anerkennung

Starten wir hier gleich mit einer *Federleicht.Inspiration* zum Thema Freude, die die Grundlage allen Bewusstwerdens bildet. Auch wenn sie sich auf den ersten Blick kaum bedeutsam anhört, hat sie die Kraft, Ihren Fokus auf Veränderung zu lenken und das Neue zu begrüßen.

FEDERLEICHT.INSPIRATION

Das „Bemerken, dass ..." willkommen heißen

Wenn Sie auf etwas aufmerksam werden, Ihnen etwas so richtig klar wird oder eine Erkenntnis Ihnen durch Mark und Bein geht, klopfen Sie sich auf die Schulter! Unabhängig davon, welchen Charakter das Bewusstgewordene hat, tun Sie es mit einer anerkennenden Geste! Das tun Sie, weil Sie so feinfühlig und aufmerksam gewesen sind, etwas herauszufiltern, das entweder zu Ihnen und Ihrer Natur gehört oder andersherum, eben an dieser vorbeigeht. Und für dieses Aufmerksamsein sich selbst gegenüber erkennen Sie sich mit dieser freundlichen Geste an.

Der Freude-Faktor

Wenn wir jetzt immer mehr den Freude-Faktor ins Bewegen einschleusen, fällt mir ein Erlebnis ein.

In London wohnte ich einmal neben einem Fitnessstudio. Jeden Tag ging ich einige Male daran vorbei und wartete gespannt auf den ersten Menschen, der mit einem Lächeln auf den Lippen hinein- oder herausging. Manchmal schaute ich auch durch die Scheiben, um jemanden zu finden, der seine Übungen mit Freude machte. Aber das passierte nie. Und so kam es, dass mich der Besitzer des Studios beim Linsen durch die Scheiben ansprach. Er habe mich seit Längerem beobachtet und frage sich, warum ich mich denn nicht hineintraue. Sie hätten ein Spezialprogramm für Frauen und er werde sich persönlich um mich kümmern. Ohhoho ... Nein, nein! Ich erzählte Joe, dass ich mich aus beruflichen Gründen für die Fitnessszene interessierte und dass ich gern wüsste, was die meisten Teilnehmer zu diesen sechswöchigen VIP-Workouts antrieb, mit denen das Studio warb. Joe bat mich hinein und so kamen wir ins Gespräch.
Während ich an einem Energiedrink nippte, sah ich erst, dass es noch schlimmer war als erwartet. Die Fitnesstrainer, Frauen und Männer, triezten die Teilnehmer mit schrillen Anweisungen. Die Übenden schwitzten und taten mir in ihrer Verzweiflung richtig leid. „Das sind die Premium-Mitglieder. Sie haben Intensivworkouts zum Vorteilspreis gebucht", erklärte mir Joe. Und

schließlich sprach ich aus, was mir dabei durch den Kopf ging: Warum? Ja, warum würde man sich freiwillig solchen Torturen unterziehen, die nicht einmal Freude bereiteten? Wäre ein erfüllendes Bewegen, ein lockeres Fahren auf dem Ergometer, ein Läufchen auf dem Laufband oder koordinativ interessante Bewegung auf dem Trampolin als Kardio-Training nicht genug? Wäre das nicht ausreichend, um einen Ausgleich zur sitzenden Arbeit zu erhalten, wie Joe sagte, und den Kreislauf in Schwung zu bringen? Und wäre es nicht viel netter, bei all dem ein Lächeln auf den Lippen zu behalten?

Daraufhin hörte Joe zum ersten Mal auf, mit mir wie ein Roboter zu sprechen. Er lehnte sich zurück. Ich glaube, er fragte sich in diesem Moment, welch seltsamen Fisch er sich da an Land gezogen hatte. Und dann sagte er etwas, das mir damals wirklich zu denken gab. „Es ist doch egal, ob das Ganze Spaß macht. Wichtig ist der Lohn." Und gleich präzisierte er sich: „Der Lohn, sich überwunden zu haben. Der Lohn, nicht aufgegeben zu haben. Der Lohn, über sich hinaus gewachsen zu sein, sich wie ein Sieger zu fühlen und vor sich selbst geradezustehen. Und der Lohn, am Ende etwas für seine Gesundheit getan zu haben." Er schüttelte den Kopf. „Freude ... ". Er lachte kurz auf. „Das Leben besteht nicht immer aus Freude. Das ist die Realität."

Diese Argumente kannte ich gut. Deshalb fragte ich ihn, und hier forderte ich ihn offenbar zu sehr heraus, ob er sich einmal Gedanken darüber gemacht habe, welche Botschaften seine Athleten ihrem Gehirn als dem Instrukteur ihres Organismus zuspielten? Ich bat ihn, sich einmal in die Situation des Gehirns zu versetzen, wenn die Trainierenden gegen ihr Eigengefühl vorgingen, die Bedürfnisse ihres Körpers missachteten und sich am nächsten Tag vor Muskelkater nicht rühren konnten. Wie würde das Nervensystem wohl reagieren? Joe schüttelte noch vehementer den Kopf, als wollte er meine Gedanken gar nicht erst in sein Denken hineinlassen.

Er ging zum Werbestand und packte mir ein paar Broschüren zusammen. Das hieß, dass er sich auf keine Diskussion einlassen würde und unser Gespräch sich auf sein Ende zubewegte. „Nice meeting you …", sagte er freundlich. Wir beide wussten, dass wir uns nicht wiedersehen würden. Durch die Scheibe musste ich nun auch nicht mehr linsen. Und ja. Das, was Joe propagierte, ist auf dem Fitness- und Sportsektor ziemlich häufig zu finden.

Innere Befriedigung

Greifen wir hier doch gleich noch einmal die Gehirnfrage auf, die Sie sich regelmäßig stellen können: Welche Informationen geben Sie Ihrem Gehirn, wenn Sie freudlos gegen sich und Ihren Körper vorgehen, sich womöglich sogar unter physischen Schmerzen schinden und nur darauf warten, sich nach Ihrer Trainingseinheit, Ihrem Fitnesskurs oder Ihrer Workoutmaßnahme besser zu fühlen? Ich glaube nicht, dass sich Ihr Gehirn dazu animiert fühlt, das Ganze mit Wohlwollen zu beantworten. Im Gegenteil. Es wird das Vorgehen sehr aufmerksam und in Alarmhaltung beobachten, schnellstmöglich seine Ausgleichsfunktion wahrnehmen und eine Abwehr organisieren. Dazu baut es einen höheren Spannungszustand in den Muskeln auf und zieht dadurch den Körper in die Lethargie. Indem das Gehirn einen solchen muskulären Schutzreflex organisiert, der ursprünglich zu den lebenserhaltenden Reflexen zählt, macht es eines: Es beschützt Sie vor weiteren, Ihren Körper „gefährdenden" Angriffen und dadurch wird der Widerstand, sich zu bewegen, von Mal zu Mal größer.

Über die Freude am Bewegen brauchen wir in diesem Fall gar nicht erst sprechen.

Untersuchungen

Leider denken diejenigen Frauen, die im Kampf gegen den Körper stecken, zumeist gar nicht darüber nach, wenn sie ihre Muskeln mit Macht erziehen oder das Abarbeiten von Fitnessübungen als Gradmesser für ihre Gesundheit ansehen. Dem gegenüber zeigen Forschungen immer deutlicher, dass die unmittelbare Freude beim Bewegen für den Menschen die maßgebliche Rolle spielt.

Wie eine Untersuchung an der Universität Michigan unterstreicht, ist die Freude an Bewegung tatsächlich ein wichtiger Anreiz dafür, dass insbesondere Frauen sich überhaupt mit Bewegung befassen. Der Freude-Faktor spielt für sie, wie die Forscher herausfanden, sogar die größte Rolle. Zusammengefasst bringen die Antworten der Frauen, die sich von praktizierten Fitnessübungen und sportlichen Aktivitäten distanzierten, allesamt zum Vorschein, dass der fehlende Spaß der Grund für ihr Abwenden von Bewegung war.

Leere Motivationen

Und vielleicht kennen Sie genau das: Sie mögen sich zum Jahresanfang tausendmal vorgenommen haben, sich mehr und öfter zu bewegen, aber nach dem anfänglichen Enthusiasmus und Ihrer geplanten Regeltreue verblasst Ihr Vorhaben immer mehr. Sie haben sich im Spa für das Aquajogging eingeschrieben, aber Sie sind nicht wirklich traurig, dass Ihnen immerfort etwas dazwischenkommt. Sie nehmen sich vor, nach der Arbeit eisern eine Runde mit dem Fahrrad zu fahren, aber einmal spielt das Wetter nicht mit, dann ist

Ihr Kind krank, am nächsten Tag haben Sie Migräne und so weiter und so fort. Oder Sie haben sich von Ihrer Freundin zum Yoga überreden lassen, bemerken aber, dass die Abstände immer größer werden, bis Sie wirklich auf der Yogamatte landen. Also wäre es wohl besser, zu Hause selbstgeführt zu üben. Doch irgendwann bleibt die Yogamatte zusammengerollt in der Ecke stehen, bis sie in die Abstellkammer zieht.

Und das alles geschieht, weil die Qualität der Freude in Ihnen offenbar nicht angezapft wurde. Wenn sie ausbleibt, haben Sie keine Chance, dass Ihre bewegten Neuanfänge Früchte tragen.

Momente

Nehmen wir dieses Wissen gleich in die Praxis hinein: Suchen Sie jetzt nach Bewegungen und Tätigkeiten, von denen Sie bereits wissen, dass Sie diese gern machen und sie für Freude sorgen.

BEWEG.GRÜNDE

Finden Sie bewegungsfreudige Momente!

Tragen Sie alle Bewegungserfahrungen zusammen, an die Sie sich auf positive Weise erinnern. Denken Sie an Bewegungen, mit denen Sie Angenehmes, Erfüllendes, Nährendes assoziieren. Es ist ganz egal, wie groß oder klein diese sind.

Versuchen Sie, so viele bewegungsfreudige Erfahrungen wie möglich zu sammeln und auszuführen.

Bewegungsfreude finden

Schließlich sollten wir uns den Freude-Begriff etwas näher ansehen, er ist ja bei jeder Frau mit unterschiedlichen Assoziationen verknüpft.

Wenn ich hier von Bewegungsfreude spreche, meine ich nicht die Art Freude, die Sie empfinden, wenn Sie sich über ein Geschenk, ein neues Auto oder über ein Kompliment freuen. Es ist auch nicht die Freude, die Sie den strahlenden Stars auf dem Red Carpet, den Gesichtern auf Selfies oder die lässig wirkenden Nike-Adidas-Sportlerinnen ansehen. Genau diese im Lächeln eingefrorenen Smiley-Gesichter führen ja so viele Frauen in die Irre. Besonders junge Frauen vermuten, dass sich die Abgelichteten mit dem Dauersmiling auch im Inneren froh und lächelnd fühlen. Und dadurch setzen sie sich unter Druck, sich ebenso positiv wahrnehmen zu müssen. Weil das aber nicht unserer Realität entspricht und Frauen sich eben nicht immer toll und freudvoll fühlen, glauben sie, dass mit ihnen etwas nicht stimmt.

Eine echte Bewegungsfreude übersetze ich eher mit dem Wahrnehmen eines inneren Befriedigtseins, einem Gefühl sensorischer Sättigung und der Erfüllung durch das, was wir tun. Diese Freude ist im Vergleich zu den großen Freuden des Lebens eher eine unspektakuläre, die sich vor allem im Inneren abspielt und nicht unbedingt von außen sichtbar ist. Sie rührt daher, dass wir uns mit unserem Körper verbunden und zufrieden fühlen.

Deshalb dienen alle praktischen Anregungen in diesem Buch dazu, den Nährboden für das Empfinden dieses echten Befriedigtseins durch Bewegung zu legen. Erst dies führt in der Konsequenz dazu, dass Sie sich immer mehr zu Bewegung hingezogen fühlen und sich gern bewegen.

Das erste Mal

Und jetzt machen wir einmal etwas ganz Ausgefallenes: Wir knüpfen an die Bewegungsfreude des Kindes an, die auch in Ihnen, liebe Leserin, gesteckt hat und immer noch steckt. Ich stelle Ihnen eine spielerische Übung vor, die Sie sooft Sie mögen anwenden können.

Sicherlich wissen Sie, wie es ist, wenn Sie etwas zum allerersten Mal tun oder erleben. Diese ersten Male haben eine gewisse Besonderheit, ja, ein Zauber inne. Der erste Kuss, der erste Sex, das erste Bier, der erste Urlaub allein, die erste Fahrstunde, die erste Geburt, der erste Job ... Wenn etwas zum ersten Mal passiert, sind Ihre Sinne offen und wach. Ihre Aufmerksamkeit ist hoch. Und das ist so, weil Sie die Situation nicht unter Kontrolle haben und nicht ahnen können, was passieren wird. Und wissen Sie was? Das Leben von kleinen Kindern ist aus diesen Das-erste-Mal-Erfahrungen gestrickt. Sie erleben nahezu täglich unendlich viele Dinge zum allerersten Mal. Und deshalb bleiben sie flexibel, sind an Neues gewöhnt und auch mehr in Bewegung, beweglicher, bewegungsvertrauter. Und das war auch bei Ihnen so, als Sie noch in den Kinderschuhen steckten.

Doch diese ersten Male werden seltener, bis sie je nach Lebenskonzept bei den meisten Erwachsenen vollkommen verschwunden sind. Viele fürchten sich vor solchen „Das-erste-Mal-Erfahrungen", weil ihnen das Unsichere und Unkalkulierbare wie ein Aufgeben von Kontrolle vorkommt.

„Das-Erste-Mal-Experiment"

Wenn Sie hinsichtlich Ihres Bewegens verunsichert sind, jedoch gern an Ihr natürliches Bewegungsempfinden anschließen und die Freude am Bewegen kennenlernen möchten, können Sie das „Erstes-Mal-Experiment" machen: Stellen Sie sich vor, Sie hätten keinerlei Erfahrung mit dem „richtigen" Bewegen, mit organisiertem Sport, mit Turnunterricht, Fitness und Leistungsdenken. Deshalb können Sie Ihr Bewegen so gestalten, als erlebten Sie sich dabei zum allerersten Mal. Schauen Sie einmal, wie Ihnen das gefällt.

FEDERLEICHT.INSPIRATION

Das Erste-Mal-Experiment

Wann immer Sie Entscheidungen zum Bewegen treffen, ganz gleich, ob es sich dabei um alltägliches Bewegen, Gehen, Laufen, Treppensteigen oder Fahrradfahren oder aber sehr kleine, unscheinbare Alltagsbewegungen dreht, tun Sie Folgendes: Schauen Sie auf die jeweilige Situation mit den Augen eines Kindes, das keine Erfahrung mit diesen Bewegungen hat und sich erst an sie herantastet.

Fragen Sie sich dann: Wie würden Sie sich ohne jegliche Vorerfahrung, also frisch und unbedarft in dieser Situation bewegen? Wie wäre Ihr Bewegen bei diesem „ersten Mal"?

Feminines Bewegen ist verspielt

Und jetzt werden Sie vielleicht staunen: Das natürliche Bewegungsempfinden einer Frau hat mit dem eines Kindes viel gemein. Das fällt uns nicht nur auf, wenn wir an die sieben Qualitäten natürlichen Bewegens denken (siehe S. 26), sondern auch, wenn wir uns vergegenwärtigen, dass der weibliche Körper von seinem Bau her weicher, leichter, beweglicher und durchlässiger ist.

Frauen haben nicht nur mehr Fettgewebe, sondern auch ein weicheres, elastischeres Binde- und Muskelgewebe. Die Natur war klug. Sie hat es so eingerichtet, dass sich das Gewebe einer Frau während einer Schwangerschaft um ein Vielfaches ausdehnen kann. Schließlich hat es zuzulassen, dass der Körper Fruchtwasser einlagert und einen vollständig entwickelten Menschen im Leib heranwachsen lässt. Bei der Geburt wird der Geburtskanal so sehr gedehnt, dass sich sogar die knöcherne Struktur des Beckens weitet.

Und diese Qualitäten, die Weichheit und die Elastizität des Frauenkörpers, sind es dann auch, die ein anderes Körperempfinden mit sich bringen, das tatsächlich dem eines Kindes nahekommt. Sie ermöglichen, dass Frauen sich weich, flüssig, geschmeidig und elegant bewegen können. Das sehen Sie beispielsweise, wenn Frauen tanzen.

Eleganz

Sofort muss ich schmunzeln, denn ich erinnere mich an eine Gymnastikstunde während meines Sportstudiums an der Uni. Die Männer in meiner Seminargruppe mussten an den Gymnastikstunden teilnehmen, genauso wie wir Frauen Judo und Boxen zu erlernen hatten. Und das geschah zumeist getrennt. Doch einmal war der Gymnastiklehrer erkrankt und wir Frauen übten gemeinsam mit den Männern. Abgesehen davon, dass wir Frauen damals eine helle Freude an deren Aussehen hatten, weil unsere Kommilitonen in Leggings und Gymnastikschuhen zu erscheinen hatten, erinnere ich mich gut an die Unterschiede hinsichtlich der gymnastisch-tänzerischen Bewegungen. Sosehr sich die Männer auch mühten und in Eleganz übten, von Bewegungsharmonie oder einem Gefühl für Selbstausdruck war da einfach nichts zu sehen. Einer der besten Fußballer der Uni gab sofort auf und die Leichtathleten warfen als Nächstes das Handtuch. Am Ende blieben ein Turner und zwei Männer übrig, die Erfahrung im Turniertanz und im Eiskunstlaufen hatten. Diese drei stellten sich den Bewegungen, blieben aber weit hinter der Geschmeidigkeit der Frauen zurück.

Befriedigung beim Tun

Diese Erfahrung bringt mich insofern zum Bewegen des weiblichen Körpers zurück, als sie deutlich zeigt, dass die Bewegungswelt einer Frau eine sehr andere als die eines Mannes ist. Der weibliche Körper hat einen elastischeren und eleganteren Selbstausdruck und sollte niemals mit dem eines Mannes verglichen werden.

Schließlich spielt noch eine andere Qualität weiblichen Bewegens eine Rolle: Frauen richten ihr inneres Augenmerk mehr auf das „Bewegen als Vorgang". Während das maskuline Vorgehen zumeist auf das Ergebnis bezogen ist, fällt das feminine prozessorientiert aus.

Der Begriff Prozessorientierung bedeutet, dass eine Frau ihre Befriedigung mehr aus ihren Wahrnehmungen während ihres Tuns und aus der unmittelbaren Qualität ihrer Aktivitäten herauszieht. Und da gibt es einen interessanten Zusammenhang: Je mehr sie während des Bewegens mit der femininen Natur ihres Körpers in Verbindung steht, desto weniger wichtig ist es ihr, ob sie eine Zeit unterboten, eine Leistung geschafft, sich selbst bezwungen oder durchgehalten hat. All diese egebnisorientierten Parameter entspringen der maskulinen Welt und sind einer Frau umso ferner, je enger sie mit der Ursprünglichkeit ihres Körpers verbunden ist.

Beweggründe

Interessanterweise deckt sich das auch mit dem, was Frauen berichten, die sich wenig oder ungern bewegen. Aktivitäten, die sie nur bestimmter Ziele halber ausführen und die ihnen weder Freude noch innere Lust bereiten, animieren sie auch nicht dazu, die Bewegungsformen zu wiederholen.

Ganz klar: Wenn Frauen sich am Resultat orientieren, tun sie nichts anderes als sich vom Erleben im Moment abzuschotten und einen Keil zwischen sich und das aktuelle Empfinden Ihres Körpers zu werfen. Sie laufen, schwimmen, springen, rudern oder radeln einem Ziel hinterher, anstatt Ihrem Empfinden zu folgen und sich am Bewegen zu erfreuen. Und das ist auch ein triftiger Grund dafür, dieses unbefriedigende Bewegen nicht zu wiederholen. Ein inneres Wohlgefühl mit den Bewegungen, aus dem sie einen sensorischen Gewinn ziehen, ist der einzige Antrieb dazu, es auch weiterhin zu tun.

In der Bewegungsfalle

Tatsächlich macht es mich stutzig, dass sich viele Frauen während ihrer Körperertüchtigungen weder wohl noch froh fühlen. Im Gegenteil. Ich kenne einige von den Superaktivfrauen oder den Extremsportlerinnen, die sich nach eigenen Aussagen während Ihres Tuns sogar miserabel vorkommen. Das Trainieren macht ihnen nur bedingt Spaß und der unentwegte Kampf, den Körper zu überwinden, ist eigentlich nicht wirklich ihr Ding. Doch sie tun es, weil sie ein Ziel erfüllen oder ihren Selbstwert über die Anerkennung definieren.

Eine Spitzentänzerin sagte mir einmal, dass sie den täglichen Kampf gegen ihren Körper abgrundtief hasse. Aber durch die Anzahl der „Vorhänge" werde sie entschädigt. Damit meinte sie, wie viele Male der Vorhang durch die Ovationen des Publikums nach der Vorstellung wieder aufgezogen werden muss und sie auf der Bühne gefeiert wird.

Eine Marathonläuferin, die ich kenne, stirbt beim Laufen viele Tode, wie sie es beschreibt. Doch das Gefühl, sich nicht aufgegeben und sich durchgebissen zu haben, ist es ihr wert. Und dies, so schwört sie, gleicht alles wieder aus.

Eine erfolgreiche Turniertänzerin tanzt immer mit Schmerzen in ihren Fußgelenken. Sie bezeichnet die Trainingseinheiten als die Hölle. Doch das Stehen im Rampenlicht ist ihr wichtiger als das schmerzhafte Bewegen.

Zielvernarrtheit hinterfragen

Sicher. Die Grundlage aller möglichen gesellschaftlichen Vorgänge ist es, dass Menschen Ziele formulieren und diese determiniert verfolgen. Und der Bewegungssektor bildet hier keine Ausnahme. Ein ganzes Heer aus *Personal Trainern* und *Bewegungscoaches* lebt davon, Ziele zu formulieren, die ihre Klienten anvisieren sollen. Doch für den Körper ist das eine Tragödie, denn er weiß nichts von äußeren Zielen, Pokalen, Medaillen und der Anzahl der Vorhänge. Sein Funktionieren hat mit diesen Größen überhaupt nichts zu tun. Und deshalb gefällt es ihm auch nicht, wenn wir ihm welche aufoktroyieren.

Typisch weiblich

Eine kürzlich erschienene Studie machte mich darauf aufmerksam, wie wunderbar dem gegenüber die Qualität der Prozessorientierung ist und warum ich empfehle, dass wir ihr folgen.

Im Rahmen einer Untersuchung der New Yorker und der Princeton University wurden Mädchen im Alter von vier bis neun Jahren gefragt, ob sie lieber eine Wissenschaftlerin werden oder aber wissenschaftlich tätig sein und neue Dinge erforschen würden. Na ja. Auf den ersten Blick wirkt diese Frage nicht relevant. Doch beim näheren Hinsehen bezieht sie sich darauf, ob sich Mädchen mehr für die Handlungen und Aktivitäten eines Berufsbildes interessieren oder für dessen Status, für ein forschendes Tätigsein oder die gesellschaftliche Reputation, die dieses mit sich bringt.

Die Antworten waren erhellend: Die Mehrheit der befragten Mädchen war hochinteressiert daran zu forschen, zu entdecken und Neues zu erfahren, also einer wissenschaftlich orientierten Tätigkeit nachzugehen. Doch Sie hatten kein Interesse daran, eine Wissenschaftlerin zu werden.

Und das ist eine enorm wichtige Erkenntnis, wenn es um das Selbstverständnis von Frauen hinsichtlich Bewegung und Selbstausdruck geht! Weil Mädchen und Frauen sich prozessorientierter wahrnehmen und ihre Befriedigung aus der Qualität ihres Tuns holen, ist es gut, wenn sie sich auch daran sowohl in Bezug auf Lebensentscheidungen als auch beim Bewegen orientieren.

Wenn Sie sich von diesem Ansatz angesprochen fühlen, machen Sie ihn zum Grundsatz Ihrer Bewegungserforschungen.

FEDERLEICHT.INSPIRATION

Ihr Wohlfühl-Tracker von Null bis Zehn

Wenn Sie sich bewegen, ganz gleich, ob organisiert, geplant, zufällig oder spontan, ordnen Sie sich entsprechend Ihres aktuellen Wohlgefühls auf einer Skala von Null bis Zehn ein. Null heißt, dass Sie keinerlei Wohlgefühl während des Bewegens empfinden. Zehn bedeutet, dass Sie sich uneingeschränkt wohlfühlen. Bei Fünf sind Sie in etwa dabei, die Schwelle zwischen Unwohlgefühl und Wohlgefühl zu überschreiten.

Schließlich können Sie Ihr Bewegen sofort anpassen: Je geringer Ihre Zahl ist, desto wichtiger ist es, Ihr Befinden während des Bewegens anzuheben. Je mehr Sie sich der Zehn nähern, desto wunderbarer für Sie!

Falls Ihnen die Idee des Wohlfühl-Trackers gefällt, super! Falls Sie jedoch sofort bemerken, das er Sie unter Zugzwang setzt, einen Druck in Ihnen auslöst oder Ihr schlechtes Gewissen verstärkt, vergessen Sie ihn. Während er schon vielen Frauen geholfen hat, sich an ihr Wohlgefühl beim Bewegen anzuschließen, reflektierten andere, dass er sie von ihrem Unbekümmertsein weggelotst und die allgemeine Zielvernarrtheit durch die Hintertür ins Spiel gebracht hat. Entscheiden Sie selbst!

Schieben wir jetzt eine Visualisierungsübung ein, die Sie mit dem Wohlgefühl beim Bewegen vertraut machen kann.

FEDERLEICHT.INSPIRATION

Die imaginäre Joggerin am Strand

Die Joggerin beobachten

Sitzen oder liegen Sie bequem und schließen Sie für diese Visualisierung die Augen.

Stellen Sie sich vor, Sie liegen entspannt am Strand und schauen über die Körper der anderen Menschen hinweg zum Meer. Während Ihr Blick nach rechts streift, erkennen Sie plötzlich in der Ferne eine Joggerin, die am Strand entlangläuft. Ihren Bewegungen können Sie entnehmen, dass sie gern, leicht und anstrengungslos läuft. Sie verfolgen die Bewegungen ihres Körpers und sehen, wie sie laufend immer näherkommt und schließlich direkt vor Ihnen vorbeiläuft. Dabei können Sie deutlich spüren, wie erfüllt die Joggerin beim Bewegen ist. Schließlich schauen Sie ihr hinterher, und zwar so lange, bis Sie sie, wenn Sie nach links schauen, nicht mehr sehen können.

Die Joggerin sein

Noch immer schauen Sie nach links, dorthin, wo Sie die Joggerin verschwunden ist. Und plötzlich! Plötzlich kommt die Joggerin zurück. Da die Freude der Joggerin in der Zwischenzeit zugenommen hat und dadurch immer mehr auf Sie überspringt, fühlen Sie spontan, dass Sie Lust aufs Bewegen kriegen. Sie stellen sich vor, dass Sie aufstehen und warten, bis die Joggerin herangelaufen ist. Und dann springen Sie in den Körper der Joggerin hinein. Auf der Stelle verschmelzen Sie mit diesem und fühlen, wie Sie flüssig, voller Leichtigkeit und Freude am Strand entlangjoggen. Laufen Sie so lange, wie es Ihnen gefällt.

Diese Übung eignet sich für alle Frauen, die sich lange nicht mehr bewegt haben oder jegliches Gefühl für ein freudvolles Bewegen aufgegeben haben. Sie kann ebenso für Sie passen, wenn Sie sich aus Gewichtsgründen bewegungsgehemmt fühlen oder sich fürchten, als ungeschickt dazustehen. Mit dem Imaginieren der Joggerin schlagen Sie eine erste Brücke zum Bewegen, selbst wenn Ihr Bewegen gar nichts mit dem Joggen zu tun haben muss. Probieren Sie es! Und schauen Sie, was passiert.

Freude kommt von Spontaneität

Machen wir einen Sprung und kommen zu einer weiteren essenziellen Eigenschaft, die mit der Bewegungsfreude enger verbunden ist, als es auf den ersten Blick aussehen mag: die Spontaneität. Erinnern wir uns an die Kinder, die Meister und Meisterinnen darin sind, sich spontan und vollkommen im Moment zu bewegen. Wenn Sie etwas freut, springen sie in die Luft. Wenn sie etwas fesselt und fasziniert, sind sie ganz in diesem Moment gefangen. Sie warten nicht auf ein Später. Sie tun es sofort. Jetzt und spontan. Wenn ich genau dieses Spontansein meinen Klientinnen vorschlage, schauen mich nicht wenige von ihnen ziemlich entgeistert an. Wie? Das soll mir beim In-Bewegung-Kommen helfen? Meine Kilos reduzieren? Meine Gelenkprobleme lindern? Meine Rückenschmerzen heilen? Und überhaupt! Wie soll so ein spontanes Bewegen funktionieren, in unsere gesellschaftlichen Regeln passen, mit den Verhaltensnormen harmonieren?

„Soll ich in einem Meeting plötzlich aufstehen, weil mir danach zumute ist?", fragte Kerstin entgeistert. „Dann müsste ich das zehnmal tun, weil mich die langen Vorträge anöden." Und ja. Kerstin hat recht. In solchen Situationen wird es schließlich konkret.

Der Fokus macht's

Tatsächlich ist mir bewusst, dass das Thema des spontanen Bewegens, das wiederum eine der Voraussetzungen für ein freudvolles Bewegen ist, vielschichtig ist. Sicher. Es wird nicht in ausnahmslos allen Fällen möglich sein, dass Sie Ihrem Körper genau die Äußerungen und Bewegungsamplituden erlauben, die in ihm nach Ausdruck rufen. Doch bereits die Intention kann für viele Veränderungen sorgen. Hier gebe ich Ihnen drei Aspekte zum Hineinfühlen in das Spontane mit:

Erstens wäre es gut, in Ihrem Privatleben, wo keine gesellschaftlichen Zwänge existieren, absolut frei in Ihrem Selbstausdruck zu sein und spontanes Bewegen willkommen zu heißen. Da Sie im privaten Rahmen keinerlei Zurückhaltung üben müssen, können Sie Ihrem Körper mit seinem bewegungsbezogenen Ausdruck völlige Freiheit lassen.

Zweitens verändert ein Fokuswechsel vieles. In dem Moment, in dem Sie sich vornehmen, das Spontane immer häufiger in Ihr Leben einzuladen, öffnen Sie sich sofort neuen Erfahrungen. Ihnen werden plötzlich viel mehr Möglichkeiten des Selbstausdrucks auffallen, als Sie jemals angenommen hätten. Sie werden staunen, in wie vielen Momenten Ihre Spontaneität nach Ausdruck ruft.

Drittens macht es bereits einen fühlbaren Unterschied, ob Sie sich in einer unpassenden Situation dessen bewusst sind, was Ihr Körper jetzt eigentlich gern täte oder bräuchte oder ob Sie dazu keinen Zugang haben.

Erfinderisch werden

Wenn es dann wie in Kerstins Fall um ganz konkrete Situationen wie um Meetings geht, können Sie ja auch erfinderisch werden. Wenn Sie ein Meeting leiten, können Sie kleine Bewegungs-, Räkel- und Atempausen einschalten, anstatt die Teilnehmer durch Dozieren oder Diskutieren energetisch zu erschöpfen. Bitten Sie beispielsweise alle Anwesenden, einige Male tief durchzuatmen, sich zu strecken, zu gähnen, eine Runde um den Tagungstisch zu gehen oder eine einfache Atemübung bei geöffnetem Fenster auszuführen. Eine Alternative sind sogenannte *Walking-Meetings*, die im Trend liegen. Wenn zwei Kollegen etwas miteinander beraten wollen, müssen sie währenddessen ja nicht unbedingt im Büro sitzen. Sie könnten es durchaus mit einem Spaziergang im Freien oder über die Korridore der Firma verbinden. Oder sie halten ihr Meeting im betrieblichen Fitnessraum oder auf dem Nachhauseweg zu Fuß ab. Der Trend auf dem Corporate-Sektor geht ohnehin dahin, dass größere Firmen mehr für die Bewegung ihrer Mitarbeiter tun und eigene Fitness- und Bewegungsräume einrichten.

Dies sind nur einige Anregungen, wie Sie das spontane Bewegen einladen und stimulieren können. Schauen wir uns hier weitere Fallbeispiele an.

Katharina

Katharina, die an starken Rückenschmerzen litt, protestierte heftig, als ich ihr einen spontaneren Selbstausdruck und mehr unmittelbare Bewegung inmitten ihres Alltags vorschlug. „Ich habe meine Kinder dazu erzogen, sich ordentlich zu benehmen und sich unter Kontrolle zu haben. Da kann ich doch nicht plötzlich das Gegenteil machen und einfach tun, was mir einfällt."

Meinen Vorschlag, sich spontaner zu bewegen, assoziierte sie mit zügellosem und exaltiertem Benehmen. Und da wurde eines deutlich: Genau das war es, was Katharina einst mit Bewegung zu assoziieren gelernt hatte. Hatte sie als Kind herumgealbert, war von einem Küchenstuhl auf den nächsten gestiegen oder auf dem Bett herumgehüpft, pfiff man sie zurück. Ihr Bewegungsverhalten tadelten die Eltern als ungehörig und vor allem nicht, wie es sich für ein Mädchen gehört. Einmal versohlte ihr die Mutter sogar den Hintern, weil sie auf das Bügelbrett geklettert war, um darauf zu balancieren. Das Brett war zusammengebrochen und Katharina musste wegen einer Platzwunde am Kopf ins Krankenhaus gebracht werden.

Celine

Ähnlich verhielt es sich mit Celine. Als Kind war sie oft enthusiastisch die Treppen nach oben gesprungen. Mit ihren kurzen Beinen hatte sie ausprobiert, ob sie nicht nur zwei, sondern drei Stufen mit einem Mal nehmen konnte. Einmal spielte sie mit ihrem Vater ein Spiel. Sie schlossen eine Wette ab, wer wohl eher an der Wohnungstür im vierten Stock ankommen würde, wenn der Vater mit dem Fahrstuhl nach oben fuhr und sie die Treppe nahm. Celine brach sich beim Nach-oben-Rennen den Fuß. Daraufhin verbot ihr die Mutter nicht nur, solche Spiele zu spielen, sondern auch mehrere Stufen mit einem Mal zu nehmen. Wenn sie Celine dabei ertappte, mahnte sie immer wieder: „Du weißt, was passiert, wenn du das tust!" Diese Stimmen spulen sich in Celines Kopf 25 Jahre später immer noch ab. Verständlich. Wenn solche persönlichen Erfahrungen immer noch im Unterbewusstsein sitzen, mag es eine Schwellenerfahrung sein, sich wieder an ein spontanes Bewegen anzuschließen und Freudengefühle zu erwarten.

Doch beide, sowohl Katharina als auch Celine, konnten verstehen, worum es ging. Ihre Augen leuchteten sofort auf. Und vielleicht fällt die Eigenschaft des spontanen Bewegens auch bei Ihnen auf fruchtbaren Boden. Knüpfen Sie an solche kleinen, scheinbar unbedeutenden Bewegungsfreuden an.

FEDERLEICHT.INSPIRATION

Das spontane Bewegen einladen

Werden Sie auf Ihre inneren Bedürfnisse hinsichtlich Ihres spontanen Selbstausdrucks aufmerksam. Ganz gleich, ob Sie vor Freude in die Luft springen, losjubeln, die Füße auf den Schreibtisch legen, einen Juchzer loslassen, tönend gähnen, einen Ohrwurm pfeifen, etwas Unbequemes sagen oder mit der Faust auf den Tisch hauen möchten, tun Sie es, wenn es die Umstände hergeben. Und wenn diese ungünstig sind, malen Sie sich in Einzelheiten aus, wonach Ihnen jetzt zumute wäre.

Alles, was in uns nach Ausdruck ruft, aber des sozialen Status wegen geschluckt, unterdrückt oder zurückgehalten wird, verschwindet ja nicht. Es muss im Inneren des Organismus niedergehalten und kompensiert werden, drosselt dort unsere Lebensenergie und baut unnötige Muskelspannungen auf.

Und genau durch diese Vorgänge fühlen Sie sich weder lebendig noch zufrieden mit sich selbst, sondern eingeengt und gebremst. Und das ist dann auch der Grund dafür, dass Sie immer weniger Sehnsucht nach einem agilen Selbst-

ausdruck verspüren. Freude kann nicht aufkommen. Die
Lust aufs Bewegen erstickt.

Alexandra

Vielleicht hilft es Ihnen beim Spontanwerden auch, wenn ich
Ihnen Alexandras Geschichte erzähle. Alexandra litt seit
Langem an starken Rückenschmerzen, die mit einer skolioti-
schen, also zur Seite geneigten Haltung der Wirbelsäule zusam-
menhingen. Da Alexandra vieles versucht hatte, um wieder in
Bewegung zu kommen, aber nie dabei blieb, nahm sie die
Grundidee des spontanen Bewegens sofort mit offenen Armen
auf. Sie verstand nicht nur, dass es ihrem Rücken gut bekäme,
sondern auch, dass es hinsichtlich ihres dicht gefüllten Alltags
eine tolle Lösung wäre. Besondere mochte sie den Gedanken,
sich die Kinder als Vorbild zu nehmen, weil ihre beiden Söhne
gerade in einer Phase waren, in der sie die Welt eroberten. Sie
sei außerdem, wie sie sagte, kein Fitnessstudiotyp. Und deshalb
starteten wir mit einem Experiment. Alexandra war die erste
Klientin, die das Ein-Tages-Experiment, das ich Ihnen noch vor-
stellen werde, erprobt hat.

Alltägliches Bewegen

Wir nahmen uns einen ganz normalen Wochentag vor und
checkten ihn aus bewegungsbezogener Sicht daraufhin ab, wie
Alexandra Bewegung implementieren und ein spontanes
Bewegen einladen konnte. Was dabei herauskam und was
Alexandra sofort in ihren Alltag integrierte, zeigt, dass es funktioniert. Bevor sie morgens aufstand, machte sie den Cat-
Stretch im Bett, räkelte und streckte sich und gähnte tönend
nach Herzenslust. Anschließend stand sie auf und machte dasselbe stehend vor dem Bett. Danach ging sie ins Bad und

benutzte das Duschen, um den Körper sensorisch zu stimulieren. Sie verwendete eine weiche Bürste und rieb sich Beine, Füße und Arme ab. Dabei fühlte sie sich so wohl, dass sie sich fragte, warum sie vorher nicht auf diese Idee gekommen war. Beim Frottieren des Rückens wendete sie den Handtuch-Twist an. Das Frühstück nahm sie auf dem Pezziball sitzend, den sie für ihre Kinder gekauft hatte. Das erlaubte ihrem Rücken ein sanftes Bewegen.

Die Initialzündung

Als sie die Wohnung verließ, wandte sie an, wozu ich sie animiert hatte, nämlich die Treppe leichter oder federnder herunterzugehen oder vielleicht sogar einmal ein leichtes Hüpfen zu versuchen. Dabei erinnerte Alexandra sich daran, wie gern sie das als Kind gemacht hatte und außerdem rücklings das Treppengeländer heruntergerutscht war. Tatsächlich fiel ihr das Herunterhüpfen von Stufe zu Stufe überhaupt nicht schwer. Sie spürte zwar den Impuls, sich wegen ihres Rückens zu bremsen, aber dann wagte sie es, zunächst moderat, doch ab der zweiten Treppe ausladender. Wie sie später sagte, stellte genau dieser Moment so etwas wie eine Initialzündung dar. Irgendeine Kraft wurde in ihr wieder wach und verband sie mit einer Bewegungslust, die sie an sich schon immer geliebt hatte. Als sie mir davon berichtete, strahlte sie wie ein kleines Kind, das gerade etwas Tolles entdeckt hatte. Was für ein erfrischender Neustart!

Neues wagen

Weiter ging's im Büro, was die größte Herausforderung für sie war. Dort setzte sich Alexandra auf ein aufgeblasenes Nackenkissen, das sie sonst im Flugzeug benutzte. Dadurch bewegte sie sich automatisch immerzu sanft, auch wenn sie über längere Zeit sitzen musste. Und da entdeckte Alexandra, dass sie ihren Körper durch das minimale Bewegen plötzlich viel deutlicher zu spüren begann und ihn dadurch mehr und bewusster einsetzte. Später ging es so weit, dass sie die Nackenhörnchen für alle Büromitarbeiter bestellte und ihnen Streck-, Stretch- und Räkelpausen vorstellte. Wir hatten unsere Freude daran, wenn Alexandra erzählte, für wie viele heitere Momente die Sitzhörnchen im Büro sorgten. Einige Mitarbeiter mussten sich oft auf dem Kissen ausbalancieren und kicherten dabei in sich hinein. Andere lachten laut auf oder teilten sich mit und so entstand ein ganz anderes Miteinander. In der Kaffeepause unterhielt man sich plötzlich über den Sitzkomfort und wie man es dem Körper während der langen Arbeitsphasen noch angenehmer machen könnte. Auch Alexandras Stimmungswandel wirkte sich positiv auf das Arbeitsklima aus – ein weiterer Aha-Moment.

Kleinigkeiten ...

Doch das war noch nicht alles! In den Pausen verließ Alexandra das Büro und machte kurze Spaziergänge. Den Aufzug benutzte sie nicht. Da sie mit dem Auto zur Arbeit fuhr, stellte sie es etwas weiter entfernt ab, sodass sie erst einmal ein Stück gehen musste. Und schließlich gestaltete sie auch ihren Abend entsprechend. Beim Kochen stellte sie sich Musik an und bewegte sich intuitiv danach. Während des Fernsehens benutzte sie ihren Reflexzonenfußroller, um ihre Füße zu bewegen und die Lymphe in Schwung zu bringen. Als ich Alexandra wiedertraf, berichtete sie, dass sie dieses Ein-Tages-Experiment nicht einfach hinter sich lassen konnte. Sie führte es auch an den kommenden Tagen fort, bis es zu etwas Selbstverständlichem geworden war.

Von der „Niete" zur Aktivistin

Ich fragte sie, wie sie sich fühlte. „Unglaublich aktiv", sagte sie prompt. Sie war damals selbst überrascht, dass sie sich plötzlich als aktiv wahrnahm, während sie sich vorher eher als „Bewegungsniete" gesehen hatte. Ein aktives, bewegungsorientiertes Leben hatte sie immer mit dem Ausüben zusätzlicher Aktivitäten, sportlicher Betätigung und genormtem Bewegen assoziiert. Und nun sah sie, dass das ein Irrtum war. Dieser Umschwung war passiert, obwohl sie sich einfach „nur" an das Spontane erinnert und das Naheliegende gewählt hatte. Sie musste sich weder Extrazeit freischaufeln, noch ein Bewegungsprogramm absolvieren oder Techniken lernen. Sie nutzte das, was sich ihr anbot und wurde dabei erfinderisch. Und genau das gab ihr das Gefühl, ein bewegliches Leben zu führen.

In Tango-Stimmung

Schließlich passierte noch etwas: Nach ein paar Wochen bog Alexandra auf dem Nachhauseweg von der Arbeit plötzlich spontan in den Hauseingang der Tangoschule ein und meldete sich zu einem Kurs an. Damit hatte sie schon immer geliebäugelt, doch auch aufgrund ihrer Rückenschmerzen hatte sie sich die Teilnahme an dem Kurs nicht zugetraut.

Diese Anmeldung macht einen wunderbaren Zusammenhang deutlich: Sie entsprang weder einem schlechten Gewissen noch einer Ich-sollte-doch-Idee, sondern Alexandras echtem Bedürfnis, etwas Neues zu wagen. Oft war sie daran vorbeigelaufen, doch sie tat den Schritt erst, nachdem sie ihren Sinn für Bewegung wieder wachgerüttelt hatte. Erst dann fühlte es sich für sie stimmig an.

Cool!

Als wir in unserer letzten Sitzung zurückblickten, war Alexandra froh, dass sie das Spontane und Lebendige wieder in ihr Leben gelassen hatte. Wissen Sie, wer die dadurch entstandenen Veränderungen in Alexandras Selbstausdruck zuerst bemerkte? Ihre Kinder. Sie fanden ihre Mutter plötzlich „richtig cool", weil sie ihnen nun erlaubte, auf dem Treppengeländer herunterzurutschen und auf dem Bett herumzuspringen. Außerdem spielte sie öfter mit ihnen auf dem Fußboden und freute sich, mit ihnen im Indianerzelt zu sitzen.

Alexandra ist so etwas wie eine „Musterklientin", die den Wert des spontanen Bewegens sofort begriff. Das war zum einen möglich, weil sie sich gut daran erinnern konnte, wie gern und ausgelassen sie sich früher bewegt hatte, und zum anderen, weil es ihr natürlich vorkam, den Alltag mit seinen vielen Bewegungschancen zu nutzen.

Nur ein einziger Tag

Und genau dazu möchte ich auch Sie anregen! Wenn Sie Bewegung aus Ihrem Leben verbannt haben, sich vielleicht sogar weit entfernt von einem Neustart fühlen oder gern mehr davon hätten, benutzen Sie zunächst vollkommen spontane Bewegungen, die sich im Alltag anbieten. Bleiben Sie dabei mit Ihrem Körper im Kontakt und schauen Sie, wie diese Bewegungen Ihre Körperwahrnehmung beeinflussen. Sie werden sicher staunen, was dieser simple Perspektivwechsel mit Ihnen macht.

FEDERLEICHT.INSPIRATION

Das Ein-Tages-Experiment

Nehmen Sie einen ganz normalen Tag X und richten Sie Ihre Aufmerksamkeit von morgens bis abends auf mögliche Bewegungen, die spontan aus der Situation entstehen können. Werden Sie kreativ und erfinderisch! Reflektieren Sie alle Veränderungen, ganz gleich wie groß oder klein sie sind.

Freude im Gehirn

Das alles ist keine bloße Theorie. Wenn Sie spontanes Bewegen in Ihr Leben einladen, aktivieren Sie tatsächlich den sensomotorischen Kortex, denjenigen Teil Ihres Gehirns, der für Bewegungssteuerung, Bewegungsempfinden und Bewegungsvielfalt zuständig ist. Diesen stupsen Sie automatisch an. Wie es Alexandra wahrgenommen hatte, bewirken bereits ein Aufmerksamkeitswechsel und das Umsetzen selbst kleinster Bewegungen, dass sich das Gehirn fühlbar „zu rühren" beginnt. Es belebt nicht nur die unmittelbar benutzte Funktion, sondern fühlt sich generell zum „Ingangsetzen" von Bewegung animiert. Beispielsweise bemerken Sie, dass Sie sich ganz von selbst zur Musik im Supermarkt bewegen, den Takt der Musik in der Nachbarwohnung mitklopfen, anstatt sich von dieser gestört zu fühlen, zur Musik von Straßenmusikanten wippen oder Ihren Körper immer häufiger dabei ertappen, wie er sich bewegen will. Das alles passiert, weil Sie mit Ihrem Fokuswechsel auf das Bewegen eine natürliche Grundfunktion wecken, die Ihnen die Natur zum Benutzen gegeben hat.

Spielerisches Bewegen

Mit dem spontanen Bewegen haben wir schon die Brücke zu einer nächsten Qualität natürlichen Bewegens gebaut, zum spielerischen Bewegen. Beide Qualitäten, das Spontane und das Spielerische, entfalten sich Hand in Hand. Während es beim spontanen Bewegen eher darum geht, dass Sie überhaupt in Bewegung kommen und sich einen freien bewegungsbezogenen Selbstausdruck erlauben, ergibt sich das spielerische Bewegen aus Ihrem Bewegungsempfinden. Es bezieht sich auf das Wie einer Bewegung, auf die Art und Weise, in der Sie Ihren Körper benutzen.

Zum Beispiel beobachten Sie gefühlsmäßig, wie Sie gehen, wie Sie laufen, wie Sie die Treppen hinauf oder herab steigen oder wie Sie Ihren Körper selbst bei kleinen unscheinbaren Bewegungen nutzen und damit verspielt, experimentell und ja, spielerisch umgehen. Das heißt, dass Sie innerlich danach „suchen", ob und wie Sie Ihr Bewegen eventuell leichter, besser, angenehmer oder befriedigender gestalten könnten, genauso wie ein Kind sich leiten lässt. Sie entwickeln ein Körperbewusstsein für das WIE, indem Sie sich beim Bewegen beobachten und dabei spielerisch, verspielt oder spielend leicht vorgehen.

Schauen Sie zunächst einmal, wie dieses neue WIE in Ihre Bewegungen einziehen kann. Folgende Übung vermittelt Ihnen einen Vorgeschmack. Ich wette darauf, dass Sie nach diesem Experimentieren nie wieder auf dieselbe Weise Treppen steigen werden.

FEDERLEICHT.INSPIRATION

Eine Treppe verspielt heruntergehen

Wenn Sie das nächste Mal eine Treppe herauf oder herunter gehen, fragen Sie sich, ob Sie die Art und Weise Ihres Bewegens spielerischer, verspielter oder vielleicht sogar spielend leicht ausführen könnten.

Und: Welchen Effekt hat das auf Sie?

Totales Bewegen tut gut

Schließlich machen wir einen Sprung zu einer weiteren natürlichen Bewegungsqualität, die für das Freilegen von Bewegungsfreude ausschlaggebend ist. Es handelt sich um „Totalität" – das vollkommene Eintauchen in Bewegung.

Diese ist bei Kindern exzellent entwickelt, indem sie, egal was sie tun, ganz und gar bei der Sache sind. Denken Sie nur an ein Kind, wenn es auf dem Trampolin oder einer Hüpfburg springt, wenn es hulahoopt, im Wasser tobt, Haschen spielt, Muscheln sucht, einem Schmetterling hinterherläuft. Da können Sie es hundertmal rufen. Es ist vollständig involviert. Halbheiten setzen tatsächlich erst dann ein, wenn Kinder beim Bewegen durch die Anpassung an die Normen der Umgebung etwas erfüllen sollen, das sich nicht gut für sie anfühlt. Dann ziehen sie sich gefühlsmäßig aus ihrem Engagement heraus. Doch bis dahin sind Kinder vollkommen bei der Sache.

Und vielleicht können Sie sich ja an Ihre eigene Totalität erinnern oder haben sie sich diese sogar erhalten. Dann wis-

sen Sie, wie es ist, wenn Sie in Tätigkeiten, Bewegungs-
abläufen oder spontanen Aktionen ganz und gar aufgehen.
Dann ziehen die Sie so vollkommen in ihren Bann, dass Sie
nichts zurückhalten und mit Haut und Haar in sie eintauchen. Also: Seien Sie sooft wie möglich „ganz bei der
Sache", ja, „total da", „vollkommen dabei".

Total tanzen

Da ich weiß, dass viele Frauen gern tanzen, schlage ich
Ihnen zum Total-in-etwas-Aufgehen eine tänzerische Bewe-
gungssequenz vor. Drei, vier Minuten reichen aus, um an
diese Energie anzuknüpfen.

FEDERLEICHT.INSPIRATION

Tauchen Sie ins Tanzen ein!

Stellen Sie sich Ihren Lieblingssong an und tanzen Sie aus Herzens-
lust, ganz egal ob es sich dabei um Hardrock, Jazz, Techno, Pop,
Vivaldi, Reggae, einen Walzer oder New-Age-Musik dreht. Tanzen
Sie! Und tanzen Sie so total es geht!

Nutzen Sie jede sich bietende Gelegenheit zum totalen Tanz!

Sich vergessen

Es gibt noch einen weiteren Grund, warum ich Ihnen diese
Totalität beim Bewegen so sehr ans Herz lege. Es ist nämlich
eine Tatsache, dass wenn Sie in eine Aktivität vollkommen

eintauchen, eingefahrene Denkprozesse und einengende Bewegungsmuster in den Hintergrund treten. Und dadurch erhalten natürlich angelegte, aber in Vergessenheit geratene Funktionen eine Chance, sich in den Vordergrund zu spielen. Das heißt, dass Sie Ihren ursprünglich angelegten Bewegungseigenschaften beim totalen Ausagieren die Möglichkeit geben, sich wieder Gehör zu verschaffen.

Vielleicht kennen Sie ja auch das vom Tanzen: Sie bewegen sich zur Musik, lassen immer mehr Hemmungen oder Spannungen los und werden plötzlich von der Musik bewegt. Und mit einem Mal „machen" oder „produzieren" Sie das Tanzen nicht mehr. Eine „innere Institution", die Sie tanzen lässt, übernimmt die Bewegungen. Sie werden sozusagen getanzt. Und dabei kommen plötzlich Bewegungen zustande, die Sie nie und nimmer von sich erwartet hätten. Sie spüren, dass sich Ihr Körper bewegt, wie Sie es entweder völlig vergessen oder noch nie in Ihrem Leben ausgeführt haben. Sie benutzen Körperbereiche und setzen Muskelgruppen ein, von denen Sie nicht einmal wussten, dass sie benutzbar sind.

Der Bewegungsgeist erwacht

Das beflügelt Sie zu weiteren Abenteuern! Plötzlich werden Sie so richtig mutig und kreativ. Yippie, tut das gut! Und schließlich zieht das, was sich gut anfühlt, in Ihr Bewegungsgedächtnis ein. Es taucht immer mehr in Ihrem Bewusstsein auf und erinnert Sie fortlaufend daran, wie wunderbar Ihr Körper funktionieren kann.

Experimentieren Sie und übergeben Ihrem Körper die totale Kontrolle über Ihre Bewegungen.

FEDERLEICHT.INSPIRATION

Lassen Sie sich bewegen!

Variante 1: Sie werden geatmet

Stehen, sitzen oder liegen Sie und schließen Sie die Augen. Richten Sie Ihre Aufmerksamkeit auf Ihre Atembewegung. Nehmen Sie wahr, wo sie sich bemerkbar macht. Stellen Sie sich jetzt vor, dass nicht Sie es sind, die atmet. Sie werden geatmet, aber nicht wie durch eine Beatmungsmaschine, sondern in Ihrem eigenen natürlichen Takt. Sie werden mit genau der Atemweite geatmet, durch die Sie komplett befriedigt werden.

Bleiben Sie so lange dabei, wie Sie sich wohlfühlen.

Variante 2: Sie werden getanzt

Wählen Sie wieder einen Lieblingssong. Doch dieses Mal sind nicht Sie diejenige, die zur Musik tanzt. Vielmehr lassen Sie sich von der Musik tanzen. Ihr Körper wird bewegt, gewissermaßen wie eine Marionette, die von den Rhythmen der Musik geführt wird. Gehen Sie die Kontrolle über Ihre Bewegungen auf.

Variante 3: Sie werden bewegt

Stellen oder legen Sie sich spontan auf den Boden, schließen Sie die Augen und horchen Sie in sich hinein. Falls Bewegung im Inneren entsteht, lassen Sie sie von Ihrem Körper Besitz ergreifen und sich, wie von fremder Hand geführt, bewegen. Entspannen Sie sich im Kontakt mit dem Boden in dieses organische Bewegen hinein!

Federleicht

Wenn Sie an dieser Stelle einmal zurückschauen, haben Sie mittlerweile zahlreiche Ideen für Ausdrucksformen kennengelernt, in denen organisches Bewegen stattfinden kann. Und vielleicht haben Sie sich dadurch auch schon häufiger oder anders bewegt. Möglicherweise ist Ihnen aufgefallen, dass alles, was wir bis hierher gemacht haben, ziemlich unkonventionell war. Es kam eher einem Mit-dem-Körper-Spielen, einem Ausprobieren und Testen nahe.

Wenn es mir dabei gelungen ist, Sie von der Idee wegzulotsen, dass Bewegung ausschließlich mit Sport, zusätzlicher, regelmäßiger oder körperüberwindender Aktivität verbunden sein muss, bin ich vollkommen zufrieden! Denn wie gesagt: Einer der größten Irrtümer von Frauen ist die Annahme, dass sie sich auf genormte und von außen anerkannte Art und Weise bewegen müssen. Das Gegenteil ist der Fall.

Organisches Bewegen

Natürlich ist einfach

Auch im Weiteren beziehe ich mich auf ein Bewegen, das sich in Harmonie mit dem Körper vollzieht, sich in einem gesunden Wechsel zwischen Ruhen und Nichtstun befindet und frei von jeglichen Regeln ist. Ich nenne es hier „organisches Bewegen", weil es mit ihrem Organismus im Einklang passiert.

Mein Augenmerk liegt darauf, dass Sie an Ihre innewohnende Natur anknüpfen, Ihrem Körperempfinden wieder vertrauen und sich davon leiten lassen, falls Sie von diesem weit weggerückt sind. Ob meine Vorschläge zu Inspirationen werden, die dann zu wiederkehrenden Aktivitäten, Gruppenevents oder sportlichen Betätigungen führen und Ihr Interesse für bestimmte Bewegungsformen wecken, spielt nicht die primäre Rolle. Dass Sie eine gesunde Beziehung zum Bewegen haben, steht hier im Vordergrund.

Erinnern Sie sich an den Wohlfühl-Tracker. Mit diesem können Sie immer wieder überprüfen, ob Sie auf dem richtigen Weg sind.

Wenn wir jetzt noch weiter der Frage auf den Grund gehen, welche Möglichkeiten es gibt, sich wieder an das eigene natürliche Bewegungsempfinden anzuschließen, heißt das auch herausfinden, was Ihr einzigartiger Körper braucht, welche Bewegungsbedürfnisse er hat und wie Sie ihm diese erfüllen können.

Was der Körper will

Doch ausgerechnet das Erfassen der eigenen Bedürfnisse ist für die meisten Frauen die größte Herausforderung.

„Daran scheitert es bei mir wahrscheinlich", kommentierte Miriam diesen Vorschlag. „Ich kann nicht einmal feststellen, ob mein Körper überhaupt noch etwas will. Und wenn ich ihn fragen würde, ob er Lust auf Bewegung hat, bekäme ich vermutlich immer nur ein Nein als Antwort."

Angelika sagte etwas Ähnliches: „Mein Körper fühlt sich am wohlsten, wenn er in Ruhe gelassen wird. Er sagt nichts. Er will nichts. Er mag nichts. Er ist wie die drei Affen, die nichts sehen, hören und sagen."

Anders bei Leonie. Sie behauptete, dass ihr Körper immer aktiv sein wolle und keine Ruhe brauche. „Wenn er einmal losgaloppiert, hält er von allein nicht an. Ich müsste ihn zur Ruhe verdonnern", beschreibt sie die Situation.

Und schließlich Conni. Sie hält sich für „unfreiwillig immer aktiv". Ihr Körper frage seit Langem nach Ruhe, habe aber nicht einmal den „blassen Schimmer einer Ahnung", so Conni, wie das gehen soll. „Es ist, als wäre er irgendwann losgerannt und hätte vergessen, wie das Anhalten geht." Sobald sie sich auszuruhen versucht, vibrieren ihre Beine. Wenn sie ihren Körper dann fragt, was er will, wird für sie alles noch komplizierter.

Das Passende finden

Und das alles deckt sich mit den Aussagen, die ich von vielen Klientinnen höre. Besonders wenn Frauen zu Extremen neigen, beispielsweise unter Dauerstress stehen, kleine Kinder betreuen, vorrangig für andere da sind oder sich generell von einem natürlichen Verhältnis zu ihrem Körper verabschiedet haben, liegt es nahe, dass sie die Entscheidung, was ihr Körper möchte, nicht so einfach treffen können.

Auch deshalb habe ich mich entschlossen, Ihnen in diesem letzten Kapitel ausgesuchte Übungen und *Federleicht.Inspirationen* vorzustellen, die Sie noch besser in Ihren Körper hineinhorchen und mit ihm kommunizieren lassen. Darauf aufbauend fällt es Ihnen dann leichter wahrzunehmen, welche Vorlieben Ihr Körper hat, was er für seine Balance braucht und wie sich das ins Praktische übersetzt.

Extreme erkennen

Beginnen wir gleich mit etwas Grundlegendem, nämlich mit den Extremen und dem gegenüber mit dem Herstellen der inneren Balance.

Klar ist, dass kein einziger Körper der Welt immer nur in einem Extrem bleiben möchte. Jeder Körper braucht unterschiedliche Phasen, sowohl aktive und bewegte als auch ruhige und regenerierende. Und durch diese reguliert er sich. Deshalb ist es für Frauen wichtig, Extreme zu erkennen, besondere wenn sie darin feststecken. Der Körper will das eine, beispielsweise das Aktiv- oder das Passivsein. Oder er will genau das, worin das jeweilige Extrem besteht. Und aus diesem will er gerade nicht heraus. Tatsächlich ist das Aufmerksamwerden auf Extreme einer der wichtigsten Schritte.

FEDERLEICHT.INSPIRATION

Extreme erkennen

Wann immer Sie bemerken, dass Ihr Körper in einem Extrem gefangen ist, beispielsweise in einer Stresssituation festsitzt, auf Dauer übererregt ist, nicht anhalten kann, kaum Entspannung findet oder aber zum Phlegmatismus und zur Starre neigt, machen Sie sich genau diesen körperlichen Extremzustand bewusst: Wie atmen Sie? Wie fühlen sich Ihre Muskeln an? Wie sind Ihr Herzschlag, Ihre Körperhaltung, Ihre Mimik organisiert?

In diesem Moment des Bewusstwerdens machen Sie bereits den ersten Schritt aus dem Extrem heraus. Probieren Sie es aus!

Den Bedürfniswandel spüren

Und jetzt werden Sie in Ihrer Beobachtung noch feiner und detaillierter. Ich rege Sie dazu an, zu beobachten, wann Ihr Körper von einem Pol zum anderen, zum Beispiel von Aktivität zur Ruhe oder andersherum übergehen möchte. Das heißt, dass er nach einem intensiven Aktivsein ein Ruhebedürfnis anmeldet oder sich nach den Ruhephasen nach Bewegung und Aktivität sehnt.

Wenn Sie diese Momente aufspüren und Ihren Bedürfnissen sofort folgen können, haben Sie nicht nur den Schritt heraus aus dem Extrem bewältigt. Sie halten außerdem ein starkes Balancemittel in der Hand. Auch dazu gibt es hier eine Aufmerksamkeitsübung.

FEDERLEICHT.INSPIRATION

Den Wechsel fühlen und umsetzen

Wann immer Sie bemerken, dass Ihr Körper ein anderes Bedürfnis fühlbar macht und von Aktivität und Bewegung auf Ruhe, von Ruhe auf Aktivität und Bewegung oder aus einem Ist-Zustand zu einem anderen umschalten möchte, geben Sie dem im selben Augenblick nach! Halten Sie sich wieder ein kleines Kind vor Augen, das auf der Stelle einnickt, wenn es müde ist, und innerhalb eines Atemzuges aufspringt und losrennt, wenn es sich wieder energetisiert fühlt.

Spielen Sie mit dieser Übung zunächst in einem Umfeld, wo das leicht möglich ist und weiten Sie diese immer mehr aus.

Die Hirnhälften aktivieren

Schließlich können Sie diese Ausgleichsvorgänge auch aktiv unterstützen. Rein praktisch funktioniert das, indem Sie die Aktivität Ihrer beiden Hirnhälften bewusst stimulieren.

Hier sind zwei Aspekte entscheidend: Indem Sie auf einen konstanten Wechsel zwischen geistig-mentaler und kreativ-intuitiver Tätigkeit achten, regen Sie Ihr Nervensystem automatisch dazu an, sich auf seine innere Balance zu besinnen und diese auch immer mehr als Bedürfnis geltend zu machen. Schließlich ist es am glücklichsten, wenn es zwischen verschiedenen Polen hin und her schwingen kann. Das ist das eine.

Und zum anderen reagiert das Gehirn besonders ausgleichend auf Bewegungsimpulse, die beide Körperhälften miteinander verbinden und diese koordinativ anspruchsvoll benutzen. Dadurch fördern Sie Ihr Ganzkörpergefühl, genau jenes, das durch selektives oder vorgefertigtes Trainieren zerstückelt wird.

Dazu stelle ich Ihnen eine Übung aus der Feldenkraismethode vor, die Sie beliebig oft in Ihren Alltag einfügen können.

FEDERLEICHT.INSPIRATION

Balance durch Pendelbewegungen

Pendeln Sie!

Stehen Sie mit leicht geöffneten Beinen und beginnen Sie langsam und bewusst, Ihren Oberkörper nach links und rechts zu drehen. Diese Rotationsbewegung, die schließlich in ein Schwingen übergehen kann, sollte vollkommen organisch geschehen. Sie können sie mit offenen, idealerweise mit geschlossenen Augen ausführen. Wiederholen Sie die Bewegung etwa fünfzehnmal.

Den Blick mitnehmen

Nehmen Sie jetzt Ihren Blick mit und zwar so, als wollten Sie jeweils zu dem Ohr schauen, auf dessen Seite Sie sich drehen. Sie können die Augen offen oder geschlossen halten.

Spüren Sie, ob sich die Bewegungsqualität durch die Augenbewegung verändert. Wiederholen Sie auch diese Bewegung etwa fünfzehnmal.

Zur entgegengesetzten Seite schauen

Rotieren Sie Ihren Oberkörper weiter und schauen Sie jetzt über die Schulter auf das Ohr auf der entgegengesetzten Seite: Wenn Ihr Oberkörper nach rechts schwingt, bewegt sich der Kopf nach links und Sie schauen zu Ihrem linken Ohr, unabhängig davon, ob Ihre Augen offen oder geschlossen sind. Wenn Ihr Oberkörper nach links schwingt, bewegt sich der Kopf nach rechts und Sie schauen zu Ihrem rechten Ohr. Wiederholen Sie diese Bewegung ebenso etwa fünfzehnmal.

Einfach pendeln

Kommen Sie zur Ursprungsbewegung zurück. Pendeln Sie mit Ihrem Oberkörper nach rechts und links. Spüren Sie, wie sich das jetzt anfühlt. Pendeln Sie langsam aus.

Partystimmung im Gehirn

Koordinativ differenzierte Übungen, die ohne Anstrengung und möglichst leicht ausgeführt werden, sind generell prädestiniert, einen Ausgleich der Hirnhälften herbeizuführen und langfristig für eine Aktion-Ruhe-Balance zu sorgen. Je vertrauter Sie mit Ihrem Balancegefühl sind, desto leichter fällt es Ihnen wahrzunehmen, wann sich Ihr Körper in Bewegung oder in Ruhe versetzen will.

FEDERLEICHT.INSPIRATION

Bewegungsformen, die Ihrem Gehirn gefallen

. Balancierübungen mit Fokus auf die Mitte, wie Balancieren
auf einem Balken, einer vorgezeichneten Linie, einem Seil.

. Bewegungen, die die Körpermitte in der Längsrichtung betonen.

. Diagonal- und Überkreuzbewegungen, die die Achse vom linken
Fuß zur rechten Schulter oder vom rechten Fuß zur linken
Schulter betonen.

. Pendelbewegungen aller Art, ganz gleich ob es das Pendeln
des Oberkörpers, der Gliedmaßen oder ein sanftes Pendeln
des Kopfes ist.

. Oszillieren: das leichte Schwingen des Körpers oder einzelner
Körperteile in Längsrichtung - im Liegen, Sitzen oder Stehen.

. Bewegungen, die nur auf einem Fuß stehend ausgeführt werden.
Hüpfen von einem Bein auf das andere.

. Rechts-Links-Vergleiche beim Bewegen.

. Gewichtsverlagerungen von rechts nach links und umgekehrt.

. Rotationsbewegungen um die Körperlängsachse wie Rollen,
Drehen, Kreisen.

. Intuitives, kreatives, freies Tanzen.

Es spielt hier keine Rolle, ob die Bewegungen intuitiv oder in vordefinierte Abläufe gekleidet sind. Wenn Sie sich für das intuitive oder „Free-Style-Bewegen" entscheiden, wird Ihr Gehirn allerdings stärker aktiviert. Das bemerken Sie daran, dass Ihnen, wenn Sie beispielsweise einfach mit dem Oberkörper zu pendeln beginnen, noch andere Varianten des Pendelns einfallen. Oder es kommen Ihnen Bewegungen in den Sinn, die mit der Initialbewegung des Pendelns gar nichts mehr zu tun haben.

Wenn Sie dabei in sich hineinhorchen, stellen Sie vielleicht fest, dass Ihr Körper Ihnen plötzlich Ideen gibt, was Sie pendelnd oder schwingend alles machen könnten. Wenn solche Vorgänge geschehen, hat Ihr Gehirn „Aha!" gerufen. Es freut sich, dass es benutzt wird und Ihnen Vorschläge unterbreiten kann. Ihr natürlicher Bewegungssinn rührt sich. Ein neuer Bewegungsbedarf erwacht.

Intuitives Bewegen

Dieses intuitive, aus dem Moment heraus geborene Bewegen, das vollkommen ungeplant und zufällig passiert, ist der direkteste Weg, sich mit seinem natürlichen Bewegungsempfinden zu verbinden. Und dieses Bewegen passt für Frauen gut. Wenn immer ich mit Frauen in Workshops arbeite und deren Bewegungsintuition anzapfe, blühen Sie augenblicklich auf. Manchen huscht ein Lächeln über die Lippen. Andere beginnen zu strahlen. Vielen ist eine gewisse Na-endlich-Stimmung anzusehen. Schließlich beginnen ihre Körper zu schmelzen und lassen authentische Bewegungen entstehen.

Und wieder können Sie probieren.

FEDERLEICHT.INSPIRATION

Leichtes Bewegen im Hier und Jetzt

Bewegen Sie sich intuitiv!

Stellen Sie sich Musik an, die Sie mögen und bewegen Sie sich dazu, entsprechend Ihrer Intuition, so leicht - oder leichtfüßig - wie möglich. Erlauben Sie Ihrem Körper Bewegung, wie sie kommt und spüren Sie sich dabei. Es ist vollkommen egal, ob die Bewegungen schön, gelenkig oder toll aussehen oder wie andere sie beurteilen würden. Das Einzige, was zählt, ist leichtes Bewegen und Ihre Selbstwahrnehmung im Moment!

Bewegen Sie sich im Kontakt mit dem Boden!

Probieren Sie jetzt, ob Sie sich genauso leicht auf dem Boden bewegen können, wie Sie es stehend getan haben. Ihrer Kreativität sind hier keine Grenzen gesetzt. Spüren Sie, wie sich Ihr Körper dabei anfühlt!

Kreatives

Natalja, eine Klientin, die mit Bewegung lange auf Kriegsfuß stand, entdeckte diese Bewegungsart für sich und adaptierte sie ihren Bedürfnissen entsprechend. Wenn sie morgens aufwacht, beginnt sie sich langsam und intuitiv zu bewegen. Für den Wecker hat sie sich eine angenehme Melodie ausgesucht, mit der sie „in den Tag hineinschwimmt". Seit sie so den Tag beginnt, fühlt sie sich viel besser und hat auch ihre schlechte Laune am Morgen abgelegt.

Wie Sie sehen, schlummern überall Möglichkeiten, Bewegung in den Alltag zu schleusen und sich dabei wahrzunehmen. Ich versichere Ihnen eines: Sobald Sie diesem intuitiven und sich am Wohlgefühl orientierende Herangehen an Bewegung einen Platz in Ihrem Leben geben, werden Sie bemerken, dass es Ihr gesamtes Verständnis von Ihrem Körper umkrempeln wird. Vollkommen organisch kommen Sie Ihrer Natur immer näher. Auch wenn das Ganze wortlos geschieht, bekommen Sie genau dafür ein Gefühl.

Technik- und methodenfrei

Vielleicht fragen Sie sich, warum ich so sehr auf diesen intuitiven, kreativen wie spontanen Bewegungsalternativen beharre. Genau. Das hat einen Grund.

Abgesehen davon, dass Sie Ihr Gehirn so am intensivsten dazu anregen, ein natürliches Bewegen zu organisieren, ist für Frauen eine der größten Barrieren die Annahme, dass Bewegung nur dann etwas wert ist, wenn sie in eine Technik, Methode oder vorgegebene Form gekleidet ist. Diese Überzeugung sitzt so hartnäckig in ihren Köpfen, dass sie nicht so schnell davon wegrücken.

Und noch ein Faktor spielt hier eine Rolle: Frauen glauben, dass es dem Körper „nichts bringt", wenn sie sich „nur" spontan bewegen und eine Bewegung „nur" zufällig, intuitiv, wenige Male oder für einen kurzen Zeitraum tun. Doch das ist ein großes Missverständnis! Die Wahrheit ist, dass Ihr Gehirn um ein Vielfaches mehr aktiviert wird, wenn Sie eingefahrene Bewegungsmuster oder Routinen verlassen und neue Spielräume zum Bewegen erkunden.

Kinder machen uns das vor: Permanent erfinden sie andere Ausdrucksformen für ihren Körper und es scheint, als gingen ihnen nie die Ideen dazu aus. Und das darf bei Erwachsenen, die ein waches Körperempfinden haben, genauso sein.

Der Schweinehund ist eine Lüge

Schließlich setzt das intuitive Bewegen auch die Lust auf Bewegung in ein anderes Licht. Vielleicht kennen Sie das: Sie haben sich schon manchmal für eine Bewegungsform interessiert und sind, obwohl sie Ihnen gefallen hat, nicht dabei geblieben. Nach einer Zeit verschwand die Lust darauf und Sie hatten ein schlechtes Gewissen, weil Sie sich nicht zum Weitermachen überreden konnten.

Und hier kommt's: Das Beschriebene ist kein Ausdruck Ihrer Unzuverlässigkeit oder der Macht Ihres sogenannten inneren „Schweinehunds", sondern davon, dass die Bewegungen Ihnen entweder keine Freude oder aber keinen „Juice", nichts Weiterführendes oder Vitalisierendes mehr gebracht haben. Der „Schweinehund" ist ja nichts anderes als die Meldung des Körpers, dass das Angebotene uninteressant geworden oder nicht körperaffin ist. Also müssten Sie sich zu dieser Aktivität überreden oder, wie man im Sportler- oder Coachingdeutsch sagt, sich motivieren. Natürlicherweise fühlen wir uns zu einer Sache nur so lange hingezogen, bis sie uns alles gegeben hat, was wir für uns oder unser inneres Reifen als Mensch brauchen. Und dann erlischt das Interesse, weil unsere Kreativität befriedigt werden möchte.

Deshalb können Sie sich, wenn Ihnen das passiert, vollkommen entspannen: Tauchen Sie in Aktivitäten oder Bewegungen so lange ein, wie die Ihr echtes Interesse wecken. Versklaven Sie sich nie einer Technik, einer Methode oder einer Bewegungsform, selbst dann nicht, wenn alle rationalen Gründe fürs Weitermachen sprechen. Verstehen Sie die abwehrende Rückmeldung Ihres Körpers als Aufforderung, nach Neuem Ausschau zu halten und dem Gehirn eine interessantere Bewegungskost anzubieten.

Bleiben Sie intuitiv-kreativ! Dann freut sich Ihr Gehirn am meisten und hält auch Ihren Bewegungsbedarf wach.

Offen bleiben

Und selbst wenn Sie auf eine Aktivität gekommen sind, die Sie so richtig mögen, ist es gut, wenn Sie die Situation immer offen lassen.

Nehmen wir beispielsweise das Joggen. Auch wenn Sie das Gefühl haben, dass sich Ihr Körper jeden Morgen um dieselbe Zeit nach dem Joggen sehnt, laufen Sie jedes Mal immer mit einer offenen Haltung los: Wie wird es wohl heute sein? Wie fühlt er sich dabei? Wie lange mag er laufen? Und wann hat er genug? Dadurch können Sie auch erfassen, ob Ihr Körper sich an einem Morgen im Intervall bewegen, also joggen und gehen und wieder joggen und wieder gehen möchte, oder aber, ob er vielleicht in einer Geschwindigkeit laufen will.

Katja, eine passionierte Joggerin, blies die Wangen auf, als ich ihr das nahelegte: „Ich muss ihn treten, bis er in die Gänge kommt", sagte sie überzeugt. „Und wenn er dann läuft, halte ich ihn nicht wieder an!"

Wenn ich so etwas höre, macht es in mir „Autsch!" Denn selbst wenn sich Katja nach dem „Treten" besser fühlt als zuvor, wird ihr ein getretener Körper nie einen echten Bewegungsgenuss bereiten. Er wird weder Kreativität entwickeln noch ihr eine Freundin sein.

Anders Lena. Sie joggt gern, weil es ihr leichtfällt und sie ihren Kopf dabei durchpustet, wie sie sagt. Doch sie spielt mit ihrem Körper während des Laufens „wie ein Kind, das in die Freiheit läuft". Mitunter sprintet sie los, wird dann langsamer, bleibt auch mal stehen oder schaltet ein paar Hüpfer dazwischen. Wenn ihr danach zumute ist, legt sie sich für ein paar Momente auf eine Bank oder eine Wiese. Sie sucht sich immer wieder neue Wege zum Laufen und probiert auch mal welche, wo sie über einen Graben springen oder über etwas drüberbalancieren muss. Als es im Sommer warm war, kaufte sie sich ein Eis und verspeiste es beim Joggen. Lena bestätigt, dass sie durch ihre spontane Art froher ist und und dadurch auch häufiger läuft. Genau das sieht sie als Grund dafür, dass sie nie die Lust am Joggen verliert. Außerdem meldet sich immer häufiger eine Stimme in ihr, die „Lauf los!" flüstert. Und das gefällt Lena, die sich gut an qualvolle Laufeinheiten im Sportverein erinnert, ziemlich gut.

Gehen und „Wie geht's?"

Dasselbe trifft aufs Gehen zu. Da Sie jeden Tag viele Male irgendwohin gehen, können Sie es genauso spielerisch mit dem Gehen halten.

FEDERLEICHT.INSPIRATION

Mit dem Gehen spielen

Wie gehen Sie?

Gehen Sie, wo immer Sie gerade sind. Das kann im Garten, im Park oder auch zu Hause sein. Wie nehmen Sie sich währenddessen wahr?

Gehen Sie entspannt, angespannt, steif, locker, federnd, lässig, schleichend, schlürfend, leicht oder schwer?

Drei Gehversionen
Spielen Sie jetzt für zwei, drei Minuten mit drei Geh-Versionen:

1. Gehen Sie so langsam wie in einer Zeitlupenwiederholung im Sportfernsehen.
2. Gehen Sie wie an Ihrem ersten Urlaubstag. Stellen Sie sich vor, dass Sie ein achtwöchiger Urlaub an Ihrem Lieblingsplatz der Welt erwartet. Wie gehen Sie?
3. Gehen Sie wie ein Kind, das die Welt entdeckt. Wie fühlt sich das an?

Wie geht's?
Gehen Sie wieder ohne zusätzliche Imagination und suchen Sie sich die für Sie angenehmste Art aus. Wie geht's? Wie geht es Ihnen dabei?

Meditatives Gehen
Und schließlich können Sie dem Gehen noch eine meditative Note geben. Dadurch arbeitet sich noch deutlicher heraus, womit Sie sich am wohlsten fühlen.

FEDERLEICHT.INSPIRATION

Lautlos gehen: Der Mohikanerinnen-Walk

Wann immer Sie gehen, lenken Sie Ihre Aufmerksamkeit auf Ihre Fußsohlen und nehmen Sie wahr, wie laut oder ob Sie „hörbar" gehen. Fragen Sie sich dann, ob Sie Ihre Schritte sanfter oder leichter setzen und leiser, so leise wie möglich oder ganz und gar lautlos gehen können. Lassen Sie Ihren ganzen Körper dabei vollkommen entspannt sein. Lauschen Sie der Stille, während sie in Ihnen entsteht.

Von innen nach außen bewegen

Während Sie nun schon mit einer ganzen Reihe von Anregungen in Kontakt gekommen sind, Ihren Bewegungsbedürfnissen näherzukommen, gehen wir jetzt zu Impulsen über, die noch mehr als bisher von „innen heraus" kommen und dem als somatisch bezeichneten Bewegungsansatz entsprechen. Mit diesem beziehe ich mich auf Abläufe, die Sie aus Ihrem inneren Empfinden heraus regulieren. Indem Sie spüren, womit Sie sich beim Bewegen wirklich wohlfühlen und sich genau davon leiten lassen, werden sie immer weniger auf Bewegung als etwas schauen, das Sie tun sollten oder müssten.

Ein Blick ins Intuitiv-Labor

Wann immer ich in Workshops oder Trainings mit diesen intuitiven Bewegungen arbeite, ist das so etwas Ähnliches wie die Arbeit in einem Labor. Die Teilnehmerinnen spielen mit Bewegungen aus einer inneren Perspektive heraus und werden dabei so richtig kreativ.

Schauen Sie einmal, ob dieses vollkommen intuitive Bewegen auch Ihren Geschmack trifft.

FEDERLEICHT.INSPIRATION

Für jede Frau: Intuitiv-Gymnastik

Legen Sie sich auf den Rücken und spüren Sie in Ihren Körper hinein. Beginnen Sie nun intuitiv, Körperteile und Gelenke zu bewegen, die bewegt werden wollen. Es können kleine, unscheinbare Bewegungen, katzenartige, schlängelnde, rotierende, pendelnde oder hin und her wiegende sein. Ihrer Kreativität sind keine Grenzen gesetzt. Auch Lagewechsel sind willkommen. Bei allem lassen Sie den Genuss und Ihre innere Freude an den Bewegungen im Vordergrund stehen.

Sie können die Intuitiv-Gymnastik auch in anderen Positionen wie auf dem Bauch oder auf der Seite liegend, im Vierfüßlerstand, auf dem Boden sitzend oder im Stehen beginnen. Das kann eine schöne Aktivität sein, mit der Sie den Tag beginnen oder nach der Arbeit Ihre freie Zeit einläuten.

Das Wasser versöhnt

Und dieses Intuitive tragen wir jetzt für alle Frauen, die dafür noch eine kleine Starthilfe brauchen, ins Wasser hinein. Das hilft Ihnen besonders dann, wenn Sie Bewegung weit von sich weg geschoben haben, sich zu schwer fühlen, sich genieren, sich als zu ungelenk wahrnehmen, gesundheitliche Probleme oder Gelenkbeschwerden haben und das Bewegen „an Land" alles andere als erfüllend empfinden.

Wenn Sie sich hier angesprochen fühlen, probieren Sie es aus: Im Wasser spüren Sie nur einen Bruchteil Ihres Körpergewichts, sodass Sie nicht nur zu Bewegungen in der Lage sind, an die Sie an Land niemals denken würden. Sie haben außerdem die Chance, Ihre Bewegungen als etwas Befriedigendes zu erleben.

FEDERLEICHT.INSPIRATION

Intuitive Aqua-Moves

Bewegen Sie sich intuitiv und freudvoll im Wasser. Ob in einem See, im Meer, im Schwimmbad oder im Whirlpool, bewegen Sie sich intuitiv und geben Sie sich dem Wasser hin. Da das Wasser die Schwerkraft aufhebt, müssen Sie gar nicht so viel zum Bewegen beisteuern, weil es Ihnen die Bewegungen gewissermaßen anbietet. Vertrauen Sie Ihren Körper dem Wasser an und lassen Sie sich tragen, bewegen und davonspülen.

Wir kommen aus dem Wasser

Wann immer Sie die Gelegenheit haben, im Wasser einfach nur zu planschen, wie es die Kinder machen, sich in die Wellen zu werfen, sich aufs Wasser zu legen, sich unter einen Wasserfall zu stellen und sich einfach nur im Wasser zu aalen, tun Sie es!

Das hat außer dem Freude-Faktor noch zwei weitere Gründe: Zum einen besteht Ihr Körper zu einem Großteil aus Wasser, sodass sich Ihr Inneres automatisch angesprochen fühlt. Und zum anderen verbinden Sie sich wieder mit Ihrem Ursprung, denn wir alle kommen ja ursprünglich aus dem Wasser, dem Fruchtwasser im Leib unserer Mutter. Dieses war über das erste Dreivierteljahr Ihrer Existenz Ihr Zuhause. In diesem fühlten Sie sich sicher und wohl, was auch die heilende Wirkung von warmen Bädern auf den Körper erklärt. Vielleicht wäre dies die passende Umgebung für Sie, um an Ihre Bewegungsbedürfnisse spielend leicht anzuschließen.

Dem Leichten folgen

Mit „leicht" habe ich das richtige Stichwort für meinen letzten Tipp, um an Ihre Bewegungsbedürfnisse anzuknüpfen.

Wann immer Sie sich bewegen, und mag es eine noch so winzige oder nichtige Bewegung sein, fragen Sie sich, ob Sie diese leichter machen können. Fragen Sie sich in beliebigen Momenten, ob Sie leichter gehen, sich leichter herumdrehen, bücken, hinsetzen oder ausdrücken können. Wenn Sie joggen, Treppen steigen, Fahrrad fahren, schwimmen, tanzen oder bewegungsbezogen meditieren, können Sie sich intern die Frage stellen, ob das auch leichter ginge. Und selbst in ganz alltägliche Bewegungen, wie ins Auto einsteigen, den Staubsauger bedienen, gärtnern, den Kinderwagen schieben oder Ihr Kind tragen, können Sie eine solche Leichtigkeit einbringen. Genau: Machen Sie das leichte Bewegen zu Ihrem Motto! Bringen Sie Leichtes in Ihr Leben! Nicht umsonst habe ich die Anregungen in diesem Buch *Federleicht.Inspirationen* genannt.

Federleichtes

Und mit einer solchen können Sie in einer kondensierteren Form experimentieren, indem Sie hin und wieder einen „Leichtigkeitstag" einlegen.

FEDERLEICHT.INSPIRATION

Der Leichtigkeitstag - Geht es leichter?

Wählen Sie sich möglichst zeitnah einen Tag X, den Sie zu Ihrem Leichtigkeitstag machen. An diesem Tag richten Sie Ihren Fokus verstärkt auf die nach innen gerichtete Frage, ob Sie Aktivitäten und Bewegungen mit mehr Leichtigkeit, sagen mit sagen mit nur 50 Prozent der Anstrengung ausführen können.

Spüren Sie, welchen Effekt allein diese Fragestellung auf Sie hat!

Easy going

Schließlich gibt es somatisch intelligente Bewegungssysteme, die genau diese Leichtigkeit in den Vordergrund stellen, wie beispielsweise die Feldenkrais- oder die Tragermethode, die Alexandertechnik, Sensory Awareness, Tai Chi, Qi Gong oder viele Formen des intuitiven, kreativen Tanzens und Bewegens.

Falls Sie sich dafür interessieren oder Sie durch die Leichtigkeitsübungen Feuer gefangen haben, können Sie auch noch weiterführende praktische Erfahrungen machen. Wenn Sie nach den entsprechenden Methoden googeln, werden Sie unendlich viele Übungssequenzen finden, von denen die meisten auch per Video angeleitet werden. Dies wäre ein simpler Weg, um somatisch stimmig und selbstgeführt damit zu experimentieren. Bewegungsformen der sogenannten „*Somatics*" haben ein enorm großes Potenzial, Sie mit Ihrem Bewegungssinn auf Dauer zu versöhnen.

Tatsächlich ist es der Blick nach innen, der beim Bewegen am stärksten Ihre Lust auf Bewegung weckt. Damit werden Sie noch viel mehr zu einer Feinschmeckerin auf dem Gebiet des Bewegens. Denn: Ihr Körper hat nichts anderes als das verdient.

Moving on –
Den Bewegungs-Sechser im Gepäck

Nun liegt nur noch vor Ihnen, diese Ansätze in Ihr Leben zu integrieren. Genau das ist häufig das Plateau, wo Frauen sich wünschen, noch wacher für sich zu sein, die eigenen Bedürfnisse zu fühlen und für eine Ruhe-Aktivitätsbalance zu sorgen.

Hier sehe ich zwei Aspekte: Zum einen können Sie, wenn Sie sich erst einmal mit den vorgestellten Anregungen oder *Federleicht. Inspirationen* befassen, diese in Ihr Leben integrieren. Alles, zu dem Sie während des Lesens genickt oder sich Aufzeichnungen gemacht haben, tragen Sie in Ihren Alltag hinein. Sie testen, experimentieren, forschen und spielen. Und dann werden Sie sehen, ob und wie sich die Vielzahl der Impulse in Ihnen entfaltet, vertieft und „setzt".

Erinnern Sie sich an Alexandra, von der ich Ihnen erzählt habe: Sie fand durch die Intention, mehr Aktivität in ihren Alltag zu bringen, zu einem agilen Leben. Sie dürfen also gespannt sein, was sich aus Ihren Bewegungsexkursionen ergibt.

Zur Erinnerung

Und zum anderen kehren wir zum Bewegungs-Sechser zurück, mit dem wir zu Beginn des Buches gestartet sind. Nehmen wir uns diese Kernpunkte noch einmal her.

1. Verb statt Substantiv

Gleich zu Beginn hatte ich Sie gebeten, den Begriff „Bewegung" durch das Tätigkeitswort „bewegen" zu ersetzen. Behalten Sie das bei! Denn damit erinnern Sie sich daran, dass es beim Bewegen um einen Prozess, eine Tätigkeit geht, die Ihnen als solche Freude bereiten darf.

2. FÜR statt Gegen

Im vierten Kapitel habe ich Sie angeregt, sich von den Gedanken der Selbstdisziplinierung freizumachen und das Bewegen „gegen den Körper" hinter sich zu lassen. Denn nur ein Bewegen in Harmonie mit Ihrem Körper, FÜR ihn, kann Sie echt und dauerhaft zufriedenstellen.

3. WIE statt WAS

Mit diesem Wechsel war die Qualität Ihres Bewegens in den Vordergrund gerückt. Sich also zu fragen, wie sich Ihr Bewegen anfühlt. Ist es wohltuend? Spontan? Total? Natürlich? Organisch? Leicht? Behalten Sie diese Attribute im Auge und frischen Sie diese immer wieder auf!

4. Bewegen statt Leistenmüssen

Hier hatte ich Ihnen vorgeschlagen, von Sport-, Wettkampf- und Leistungsgedanken wegzurücken, um Ihre inneren Bewegungsbedürfnisse besser hören zu können. Damit war auch verbunden, alles „Sollte" und „Müsste" aus Ihrem Denken zu entlassen.

5. Individuell statt pauschal

Diese Formel erinnert Sie daran, so viele erfüllende Bewegungsmöglichkeiten wie möglich zu finden, die Ihr

Körper mit einem Lächeln begrüßt. Wenn Sie zusätzlich die sieben Tipps, die ich Ihnen in Bezug auf die vier Frauentypinnen gegeben habe, auffrischen, werden Sie immer auf der sicheren Seite sein.

6. Natürlich statt gesteuert

Und schließlich ging es von Beginn an um nichts anderes als um Ihre Natur. Hier können Sie sich immer wieder an den Kindern orientieren, die noch unbeeinflusst von außen sind und einfach ihrem Empfinden folgen. Das Spontane und Verspielte hält Sie dabei beweglich und innerlich jung.

Literaturverzeichnis

Bloom, Elisabeth: Die Feldenkrais-Methode nach Elisabeth Bloom. Elisabeth Bloom Feldenkrais Education AB, 2014.

Brumfitt, Taryn: Embrace: Du bist schön-Schluss mit Bodyshaming. Heel Verlag GmbH, 2017.

Feldenkrais, Moshe: Bewusstheit durch Bewegung. Suhrkamp-Verlag, 1996.

Feldenkrais, Moshe: Das starke Selbst. Suhrkamp-Verlag, 2005.

Feldenkrais, Moshe: Die Entdeckung des Selbstverständlichen. Suhrkamp-Verlag, 1987.

Hanna, Thomas: Das Geheimnis gesunder Bewegung. Wesen & Wirkung – Funktionaler Integration. Junfermann Verlag, Paderborn, 1994.

Hanna, Thomas: Somatics. New York: Addison-Welsey, 1990.

Hanson, Rick: Understanding Neuroplasticity. YouTube-Video, 2011.

Jonas, Katrin: nackt. Das Körper-Versöhnbuch für Frauen. Innenwelt Verlag 2019.

Jonas, Katrin: Der Weg des Wassers. Frauen meditieren anders. Innenwelt Verlag 2018.

Jonas, Katrin: Meditation heilt. Schmerzfrei in ein neues Leben. Verlag Via Nova 2017.

Jonas, Katrin: Schmerzfrei ohne Medikamente. Meditation und Körperbewusstsein. Ein 30-Tage-Programm. Verlag Via Nova 2017.

Osho: Body-Mind-Balancing. Using Your Mind to Heal Your Body.St. Martins's Griffin. New York 2005.

Rhodes, Marjorie; Leslie, Sarah-Jane; Yee, Kathryn M.; Saunders, Katya: Subtle Linguistic Cues Increase Girls' Engagement in Science. In: Psychological Science, 2019; 095679761882367 DOI: 10.1177/0956797618823670

Rosas, Debbie; Rosas, Carlos: The Nia-Technique. Broadway, 2005.

Segar, Michelle; Taber, Jennifer M.; Patrick, Heather; Thaiand, Chan L.; Oh, April: Rethinking physical activity communication: using focus groups to understand women's goals, values, and beliefs to improve public health. BMC Public Health, BMC series, 2017, https:/doi.org/10.1186/s12889-017-4361-1.

Todd, Jennifer; Aspell, Jane E.; Barron, David; Swami Viren: Multiple dimensions of interoceptive awareness are associated with facets of body image in British adults. Body Image, 2019; 29: 6 DOI: 10.1016/j.bodyim.2019.02.003.

Trager, Milton und Guadogno Hammond, Cathy: Meditation und Bewegung. Trager Mentastics. Heine Verlag, 2000.

Weizmann Institute of Science: Stress affects males and females differently. In: ScienceDaily, 26.May 2016.

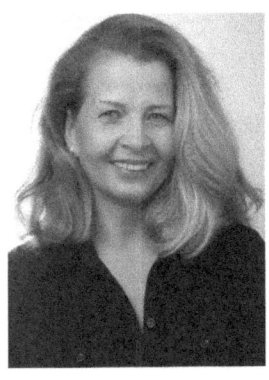

Über Katrin Jonas

Internationale Körper-Mind-Therapeutin, Feldenkraislehrerin, Meditationsmentorin und Autorin.
Therapeutische und coachende Erfahrung mit Menschen aus allen Zipfeln der Welt, praktische Arbeit mit Klienten, Workshops, Retreats, Einzelbetreuung.

- BodyWareness-Trainings für Therapeuten, Ärzte und Körper-Mind-Coaches
- Stressmanagement, Firmenprojekte, mein Lieblingsprojekt: „Frauen in der Wirtschaft" in Österreich
- seit 20 Jahren Meditierende
- seit 15 Jahren Schreibende („Ich fühle mich wie eine volle Regenwolke, die regnen muss")
- Frau, Mutter, das Leben Liebende

Bisher von ihr erschienen:

- „nackt. Das Körper-Versöhnbuch für Frauen", Innenwelt, 2019
- „Der Weg des Wassers – Frauen meditieren anders", Innenwelt, 2018
- „Schmerzfrei ohne Medikamente. Meditation und Körperbewusstsein", Via Nova, 2017
- „Meditation heilt. Schmerzfrei in ein neues Leben", Via Nova, 2107
- „Meditation & Der Körper im Glück", Epubli, 2016
- „Innere Perlen. 48 Kostbarkeiten für einen gesunden Körper und innere Balance", CreateSpace, 2016

www.katrin-jonas.com

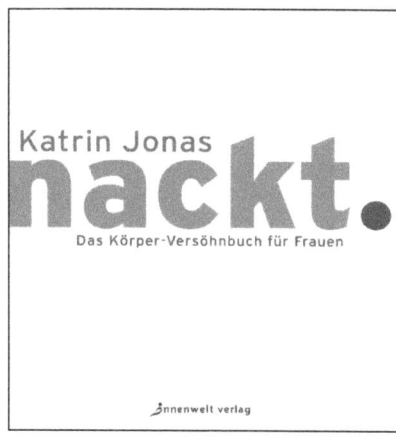

KATRIN JONAS
NACKT.
Das Körper-Versöhn-
buch für Frauen
280 Seiten | Broschur
ISBN 978-3-947508-39-6

„Die Welt der Körperobsessionen ist voll mit Täuschungen, Scheinheiligkeit und Lügen. Dieser muss man entsteigeń, wenn man sich eine positive Beziehung zu seinem Körper wünscht."

Unzählige Frauen liegen jahrelang wegen ihres verdrehten Körperbildes auf der Couch von Psychotherapeuten, halten sich aufgrund von Essstörungen in Reha-Einrichtungen auf oder bereiten sich viele stressvolle Momente, nur weil ihr Äußeres nicht dem Idealbild entspricht.

nackt. zeigt einen Weg aus dem Optimierungs- und Perfektionswahn hin zur Versöhnung mit dem eigenen Körper. Voraussetzung dafür ist ein Sich-nackt-machen, das heißt, ehrlich zu sich zu sein.

Schritt für Schritt lernt Frau sich von alten Glaubenssätzen zu verabschieden und ihren Körper zu fühlen und zu lieben. Mit der Akzeptanz ihres Körpers findet sie zu einem authentischen und selbstbestimmten Leben.

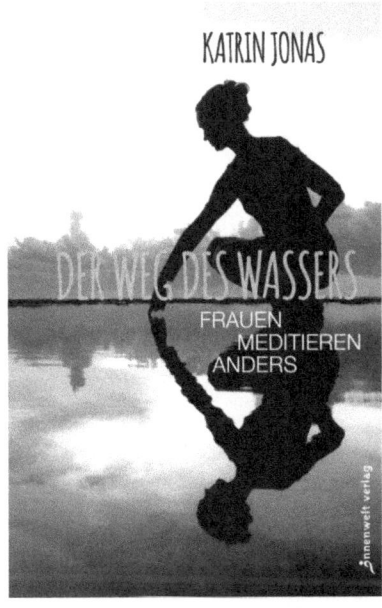

KATRIN JONAS

KATRIN JONAS
DER WEG DES WASSERS
Frauen meditieren
anders
264 Seiten | Broschur
ISBN 978-3-942502-93-1

Frauen meditieren anders? „Moment mal!", werden jetzt gleich die Meditationsexperten rufen: In unserem Zentrum sind wir weder Frau noch Mann. Dort sind wir pures Bewusstsein – neutral. Stimmt. In Momenten innerer Stille und Nichtidentifikation mit dem „Ich" fällt die Unterscheidung männlich und weiblich tatsächlich weg. Da ist nur „Sein".

Aber am Beginn der Reise sind Frauen (und auch Männer) nicht erleuchtet und somit nur gelegentlich „neutral". Denn Frauen erfahren das Meditieren durch den Filter ihres Selbstbildes, ihres Körperbewusstseins und ihrer Sexualität. Und diese Aspekte bestimmen mit, „ob wir uns im Inneren berühren lassen oder nicht", sagt Katrin Jonas.

Die Autorin stellt Meditationsansätze vor, die nicht nur das Feminine im Inneren zum Fließen bringen, sondern Bewegung und Kreativität in die Meditationspraxis schleusen.

Bücher für die Innenwelt

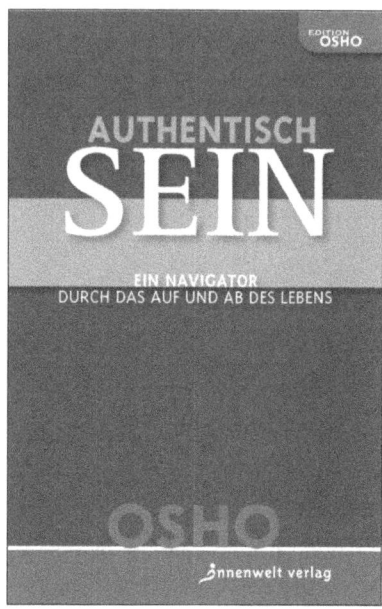

OSHO
AUTHENTISCH SEIN
Ein Navigator durch das
auf und ab des Lebens
304 Seiten | Broschur
ISBN 978-3-936360-50-9

In diesem Buch wird der Leser mit den wesentlichen Kernaussagen von Oshos Weisheit bekannt gemacht. Sein breites Verständnis über Glaubenssysteme und die Psychologie der menschlichen Natur und sein ungewöhnlicher Blickwinkel auf das, was „Wahrheit" bedeutet, machen das Lesen zu einem Vergnügen.

„Authentisch sein" im Leben, in der Liebe, das Ego in all seinen Bewegungen zu erkennen, Freiheit und Verantwortung wirklich zu verstehen – dazu weist dieser Navigator den Weg

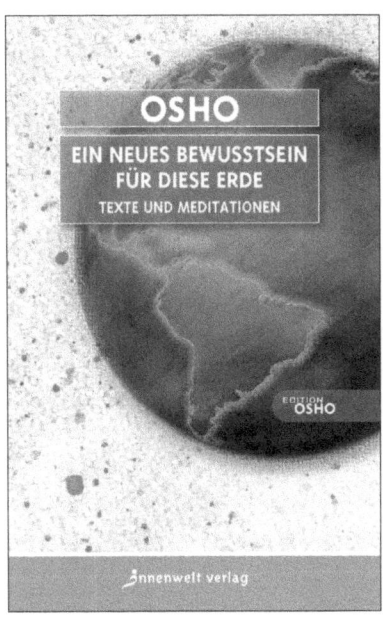

OSHO
EIN NEUES BEWUSSTSEIN
FÜR DIESE ERDE
Texte und Meditationen
176 Seiten | Hardcover
ISBN 978-3-936360-98-1

Dieses Buch bietet Texte und Meditationen für den Umgang mit uns und unserem Planeten.

„Der moderne Mensch fühlt sich entfremdet, bedeutungslos, denn Bedeutung entsteht erst, wenn du dich auf etwas beziehst, das größer ist als du, höher ist als du. Solange du nicht Teil von etwas Größerem bist, kannst du keine Bedeutung empfinden. Und der moderne Mensch hat jeden Zusammenhang verloren. Wir haben vergessen, wie man in einer Beziehung mit dem Ganzen lebt, wie man eine Beziehung mit den Bäumen, mit den Flüssen und den Wolken und dem Mond und der Sonne, den Menschen hat."

Mehr gute Bücher unter

www.innenwelt-verlag.de